응급처치

굿라이프 10

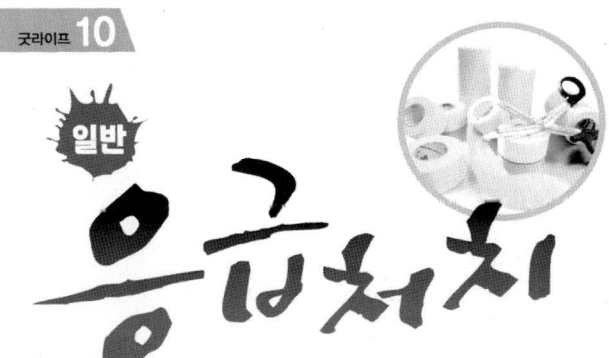

일반

응급처치

김재호 지음

이담
Books

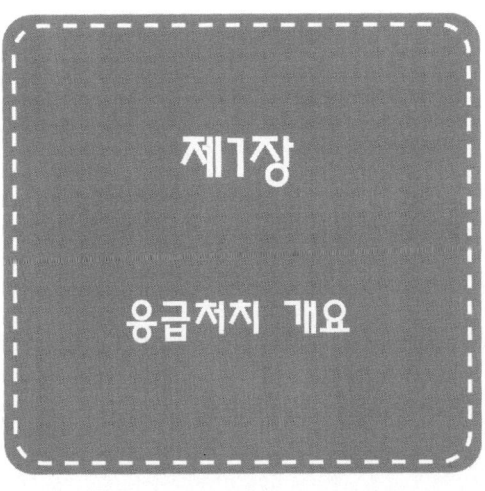

제1장

응급처치 개요

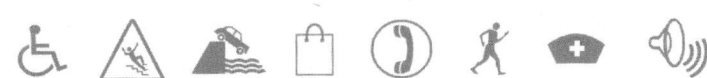

1. 개 요

우리나라의 경제가 발전하면서 산업재해와 교통사고 등은 설비의 개선과 의식의 향상으로 많은 감소를 보이고 있으나 여전히 선진국에 비해 높은 실정이다. 최근에는 유전요인과 생활양식 요인 등과 결합되어 나타나는 근골격계질환, 스트레스성 심장질환 및 뇌혈관 질환 등의 환자가 증가하고 있다. 이와 같은 각종 응급질환의 증가는 전 국민들에 대한 응급처치 교육의 필요성을 강조하게 되었다.

최근에 개정된 응급의료에 관한 법률 내용에서도 모든 국민은 성별, 연령, 민족, 종교, 사회적 신분 또는 경제적 사정 등을 이유로 차별받지 아니하고 응급의료를 받을 권리를 가진다고 명시하고 있고, 응급상황에서의 응급처치요령, 응급의료기관 등의 안내 등 기본적인 대응방법을 알 권리가 있으며, 국가 및 지방자치단체는 이를 위한 교육, 홍보 등 필요한 조치를 강구하여야 한다고 명시하고 있다.

그리고 선의의 응급의료에 대한 면책 조항을 두어 생명이 위급한 응급환자에게 응급의료 또는 응급처치를 제공하여 발생한 재산상 손해와 사상(死傷)에 대하여 "고의 또는 중대한 과실이 없는 경우 해당 행위자는 민사 책임과 상해에 대한 형사 책임을 지지 아니한다."라고 명시하여 유사시 응급환자 발생 시 현장 대응인이나 최초반응자의 응급처치 활동을 보호하고 있다.

따라서 우리는 모두 응급환자가 발생했을 때 무엇을 해야 하는지 알아야 할 필요가 있다. 누구에게 전화해야 하고 어떠한 처치를 해야 하는지 알아야만 한다. 처치를 한다는 것은 응급의료요원이 사고현장에 도착할 때까지 응급처치하는 것을 말한다. 모든 사람들이 위급시에 도움을 줄 수 있는 응급처치를 배워야 하고 제대로 응급처치하는 요령을 알아야 한다. 효과적인 응급처치는 응급환자의 회복이 지연되거나 영구적인 신체 손상을 초래할 수 있는 합병증을 감소시키거나 방지할 수 있고, 손상으로 인한 고통을 경감시켜 주고 생명을 구할 수 있다.

2. 응급의료체계의 단계와 구성

응급의료서비스체계는 부상자나 응급환자에 대한 처치를 할 수 있도록 하는 지역사회연락망과 의료인력을 말한다. 응급의료서비스체계는 몇 단계의 연결고리로 이어져 있다. 각 연결고리는 한 계통으로 이어지며 현장 대응인에서 시작되어 마지막으로 다치거나 아픈 사람이 온전한 치료를 받아 본래의 건강 상태로 되돌아가는 것이 이상적이다.

1) 현장 대응인

　응급의료서비스 체계에서 가장 결정적인 초기의 고리는 현장 대응인이다. 현장 대응인은 응급상황을 인지하고 도움을 줄 수 있는 사람이다. 따라서 응급상황에 처했을 때 어떻게 행동해야 하는가를 모든 사람이 알아야 한다. 응급처치라는 것은 부상자나 응급환자가 제대로 된 의료서비스를 받을 때까지의 처치와 보호를 말한다. 하지만 현장 대응인은 응급처치훈련을 받지 않았어도 응급상황에서 중요한 도움을 줄 수 가 있다. 현장 대응인은 우선 상해나 질병의 상황이 응급인지 아닌지를 알아보아야 한다. 그런 다음에 응급의료서비스체계인 119나 1339로 연락을 취한다. 이러한 첫 단계의 행동이 빠르면 그만큼 효과적으로 전문적인 의료혜택을 받을 수 있다.

2) 응급의료서비스 통신체계

　응급의료서비스체계의 두 번째 연결고리는 통신센터에서 일하는 파송요원이다. 파송요원은 요청을 받는 즉시 그 상황에 적절한 처치내용을 결정해 응급의료서비스요원을 현장으로 파견한다. 통신센터요원은 전문요원이 도착할 때까지 최초 반응자가 응급환자에게 어떻게 해야 하는지를 일러 준다.

3) 최초 반응자

최초 반응자는 응급의료서비스체계에서 매우 중요한 인적 요소로서, 갑작스런 손상이나 질병이 발생한 현장에 처음으로 도착한 사람을 말한다. 그러므로 일반적으로 소방대원, 경찰관, 안전요원, 양호교사, 보건관리자, 구조원 등의 특수한 사람을 지칭하고 있다. 최초 반응자는 기본적인 응급처치 요령에 대하여 교육과 훈련을 받은 사람이 가장 바람직하며, 응급처치로는 기본 심폐소생술과 기본 상처 치료술 능이 포함된 기본 인명 구조술을 시행할 수 있어야 한다.

〈표 1-1〉 최초반응자의 역할

① 호흡, 맥박이 없을 때 신속히 심폐소생술을 시행한다.
② 기본 외상 처치술을 시행할 수 있어야 한다.
③ 응급구조사의 업무를 도와야 한다.
④ 교육받은 행위만을 시행하여야 한다.
⑤ 응급구조사가 도착하면 업무를 인계해야 한다.

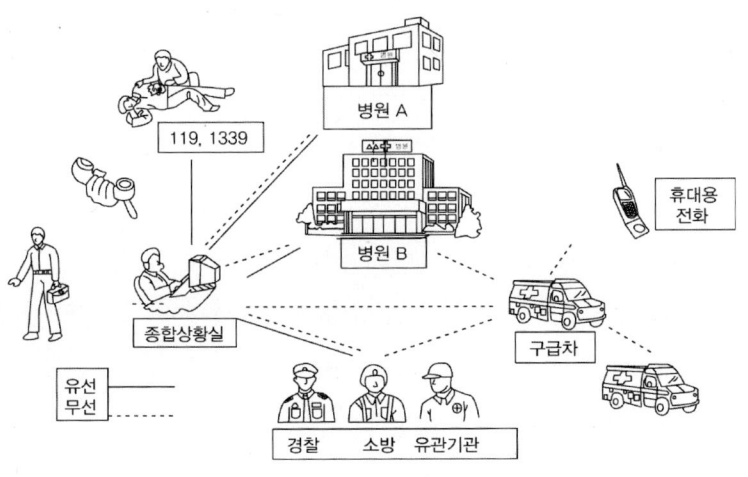

[그림 1-1] 응급의료체계 구성

4) 응급구조사와 응급의료진

응급구조사는 훈련과정과 면허 정도에 따라 수준 높은 응급처치와 생명유지 기술을 행할 수 있다. 응급구조사는 고도의 훈련을 받은 응급의료기사들로서 기본 응급처치를 하는 것은 물론 투약, 정맥주사, 기도확보 처치 및 심전도로 부정맥을 가려내는 일까지 할 수 있다. 응급환자를 병원에 도착하기 전까지 모든 응급처치를 함으로써 의사가 현장에서 할 수 있는 처치를 대행한다. 응급구조사가 부상자나 응급환자에게 입원 직전의 모든 처치를 하고 나면 응급실 담당 의사나 간호사 또는 다른 건강관리 전문가가 필요에 따라 입원처치를 담당한다.

5) 재활

응급의료서비스체계의 마지막 고리는 재활이다. 재활의 목적은 환자를 본래의 건강한 상태로 회복시키는 것이다. 환자가 응급실을 떠나면 건강관리 전문가가 재활을 돕는다. 재활 담당에는 가정의, 자문전문의, 물리치료사 및 자원봉사자 등이 포함된다. 응급의료서비스체계의 이 다섯 고리는 하나의 연쇄 고리처럼 연결되어 있다. 연결고리가 제대로 이어질수록 부상자나 응급환자는 본래의 건강을 되찾기가 수월하다. 모든 연결고리는 함께 활동하여 환자에게 가능한 모든 도움을 주도록 해야 한다.

3. 응급의료서비스체계 내에서의 일반인의 역할

일단 응급상황을 발견하여 도움을 주고자 마음먹었다면 응급의료서비스 요원에게 연락하는 것이 가장 우선이다. 응급의료서비스 요원이 일찍 도착할수록 구조하기가 쉽기 때문이다. 일반인의 참여 없이는 응급의료서비스 요원이 제구실을 할 수가 없다. 게다가 응급처치에 대한 훈련을 받은 현장대응인이라면 최초의 응급상황에 적절한 처치를 하여 생명을 구할 수 있을 것이다.

때때로 응급처치는 삶과 죽음을 나누는 요소가 되기도 한다. 또 효과적인 응급처치 여하에 따라 완전 회복이냐 아니면 영구 장애가 되느냐를 결정하기도 한다.

응급의료서비스체계에서 일반인들의 역할로 다음의 4가지 기본 단계가 있다.

(1) 응급상황이라는 것을 인지한다.
(2) 도움을 결정한다.
(3) 응급의료서비스 요원에게 신속히 도움을 요청한다.
(4) 신속하고 정확한 응급처치를 실시한다.

4. 위급 상황의 인지

위급 상황은 언제 어디서나 또 누구에게나 발생할 수 있다. 우리는 누구에게 도움을 주기 전에 먼저 위급 상황을 인지해야만 한다. 위급 상황을 인지할 수 있는 요소는 평상시 접하는 냄새보다 더 강한 냄새 또는 특이한 냄새 등의 후각적인 것, 유리 깨지는 소리, 타이어 소리, 건물 붕괴될 때 나는 소리 등의 청각적인 것, 누워 있는 사람, 처박힌 자동차, 엎질러진 화학약품, 넘어진 상자, 연기, 불 등의 시각적인 것, 이유 없이 흐르는 식은땀, 힘들게 숨 쉬는 것, 가슴이나 목을 움켜잡는 것 등의 비정상적인 모습이나 행동 등 이러한 4가지 요소가 주의를 끌고 있다면 위급 상황이 발생했다는 것을 알 수 있다.

〈표 1-2〉 위급 상황 인지 4요소

위급상황 표시	증 상
이상한 소리	외치거나 울부짖는 등의 구조요청소리, 유리 깨지는 소리, 금속 부딪히는 소리, 타이어 미끄러지는 소리, 건물 붕괴소리 등
이상한 장면	처박힌 자동차, 누워 있는 사람, 엎질러진 약품, 정전, 연기, 불, 늘어진 전선 등
이상한 냄새	평상시 접하는 냄새보다 더 강한 냄새 또는 특이한 냄새
이상한 행동이나 모습	의식불명, 힘들게 숨 쉬는 것, 어눌한 말투, 가슴이나 목을 움켜잡는 것, 혼란스런 뒤섞인 행동, 이유 없이 흘리는 땀, 창백하거나 붉고 푸르게 변한 피부 색깔 등

5. 행동 결정

응급상황에서 자발적으로 대응하는 것은 결정적인 도움을 준다. 매년 수많은 일반인들이 응급상황을 발견하고 응급처치를 도와준다. 전화연락을 해 주거나 환자나 가족을 안심시키고, 응급처치 활동을 하는가 하면, 응급현장을 지켜주는 등 일반인들이 도울 수 있는 방법은 여러 가지가 있으며, 무엇보다도 중요한 것은 실천에 옮겨야 한다는 것이다.

응급처치를 배웠든 안 배웠든 간에 직면한 위급 상황은 그 상황에 처한 사람의 심경을 복잡하게 만들 것이다. 게다가 도움이 필요한 상황에서 주저하거나 그 상황에서 벗어나고 싶은 생각을 할 수도 있다. 모든 것은 결국 자신에게 달렸다. 행동하려는 최후의 결정은 혼자서 내려야 한다. 사고 현장에서 응급처치를 알고 있는 유일한 사람이 자신 뿐일 수 있다. 다가올 두려움 때문에 다른 사람을 도와주고자 하는 행동을 멈추지 말아야 한다. 누군가는 위급 상황에서 행동을 해야만 하기 때문이다.

1) 행동의 제약

발생한 상황이 위급한 것을 인지하더라도 때때로 행동을 못 할 수 있다. 사람들이 위급한 상황에서 행동하지 못하는 여러 가지 이유가 있는데 가장 평범한 사항들은 다음과 같다.

① 주변 사람들에 대한 의식
② 위급한 상황이 진정으로 있는 것인가 하는 불확실성
③ 환자에 대한 불확실성
④ 부상과 질병의 형태
⑤ 질병에 감염되지 않을까 하는 두려움
⑥ 무언가 잘못되지 않을까 하는 두려움
⑦ 고소당하지 않을까 하는 두려움

6. 응급처치에 따른 교차 감염 예방

위급한 상황에서 우리가 내려야 하는 결정에 영향을 미치는 다른 요소는 부상과 질병의 종류이다. 부상과 질병은 때때로 매우 불쾌할 수도 있다. 피, 구토 물, 불구가 된 신체부분, 피부에 상처가 나거나 화상 입은 피부는 거의 모든 사람들을 당황케 하고 응급처치를 하는 동안에 질병에 전염될 가능성에 대하여 걱정하고 있다. 교차감염 예방 지침을 실천함으로써 응급처치를 하는 동안에 질병에 대한 전염을 예방할 수 있다. 질병의 전염으로부터 자신과 환자를 보호하는 방법으로 응급처치를 해야 한다는 것을 명심해야 한다.

〈표 1-3〉 교차감염 예방 지침

① 가능하면 신체의 분비액과 접촉하지 않는다.
② 구조 호흡을 해야 하는 응급상황에서 구조 호흡 기구를 사용한다.
③ 환자의 신체 분비액과 당신 사이에 깨끗하고 마른 천이나 신체 보호대를 사용한다.
④ 일회용 장갑을 사용한다.
⑤ 당신에게 있을 수 있는 베인 상처, 긁힌 상처, 피부질환 등을 보호한다.
⑥ 응급처치할 때 눈, 코, 입을 만지거나, 먹지 않아야 한다.
⑦ 피로 더럽혀진 물건을 만지지 말아야 한다.
⑧ 가까이에 구급상자를 준비하고 보호 장비와 물품을 보관하도록 한다.
⑨ 환자를 처치한 후 즉시 비누나 물로 씻도록 한다.

7. 응급상황에 대한 준비

미리 예방한다면 예방할 수는 있겠지만, 응급 상황은 우리 생활 주변에서 언제든지 일어날 수 있다. 응급상황에 대한 준비를 미리 하고 있으면 자신이나 가족, 동료의 응급상황 시 곧바로 처치를 시작할 수 있을 것이다. 응급처치 훈련을 받음으로써 현장 대응인 으로서 더욱 효과 있게 대처할 수 있다.

다음의 지침들을 생활화한다면 대부분의 응급상황에 신속히 대 응할 수 있다.

(1) 자신이나 가족의 중요한 정보를 눈에 잘 띄는 곳, 즉 냉장고 문이나 자동 차의 사물함 등에 붙여 둔다. 주소, 생년월일, 질병, 알레르기, 약 처방, 담 당의사 성명과 전화 번호 등
(2) 최근의 의무기록이나 보험기록을 소지한다.
(3) 지역 응급의료정보센터의 전화번호를 알아 둔다. 응급전화 번호는 어느 전 화번호부에나 앞머리에 나와 있도록 한다.
(4) 응급전화 번호는 전화기나 응급처치상자 위에 써 붙이고 가족이나 친구 등의 구조에 도움이 될 만한 전화번호도 함께 기록한다. 혹시 전화번호가 바뀌지 않았는지 확인해 둔다.
(5) 집, 자동차, 작업장, 놀이터에도 응급구조 상자를 언제든지 쓸 수 있게 만 들어 두며, 기구는 건조하게 유지하고 쓰고 난 것은 새 것으로 채워 둔다. 응급상자에 넣을 품목은 다음과 같다.

〈표 1-4〉 응급상자 구성 품목

• 2인치와 4인치의 소독거즈	• 고무장갑, 검진장갑
• 붕대와 팔걸이용 삼각건	• 손전등, 부속건전지
• 반창고	• 소독약
• 가위, 핀셋	• 일회용 밴드
• 얼음주머니, 냉각 팩	• 기타 필요한 기구

(6) 심폐소생법 같은 응급처치기술을 배우고 익혀 둘 것.

(7) 집 주소나 아파트 호수 등을 읽기 쉽게 해 둘 것.

(8) 위험한 질병, 특히 간질, 당뇨병, 심장병, 알레르기 등이 있는 사람은 표찰을 지니게 하고, 이런 표찰은 목걸이나 팔목에 부착하여 의사소통이 안 되는 상태라고 충분히 정보를 알려줄 수 있도록 하며, 필요하면 가족이 해 주어야 한다.

〈표 1-5〉 권역별 응급의료정보센터 현황

응급의료 정보센터	위탁병원	관할구역	안내전화	
			휴대전화	유선전화
서울	서울대학교병원	서울/제주	02-1339	국번 없이 1339
부산	부산대학교병원	부산/울산	051-1339	
대구	경북대학교병원	대구/경북	053-1339	
인천	가천의과대학교 중앙길병원	인천/서해	032-1339	
광주	전남대학교병원	광주/전남	062-1339	
대전	충남대학교병원	대전/충남북	042-1339	
수원	아주대학교병원	경기남부	031-1339	
의정부	가톨릭대학교 의정부성모병원	경기북부	031-1339	
원주	연세대학교의대 원주기독병원	강원영서	033-1339	
강릉	동인병원	강원영동	033-1339	
전주	전북대학교병원	전북	063-1339	
마산	마산삼성병원	경남	055-1339	

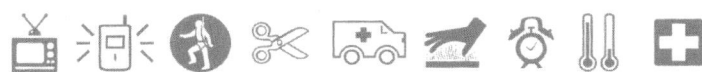

제2장

응급처치의 이해

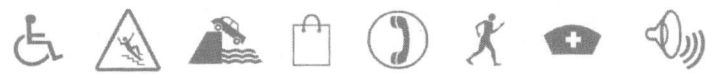

1. 응급처치 원리

1) 응급처치법의 정의

응급처치는 "위급한 상황으로부터 자기 자신을 지키고 뜻하지 않은 부상자나 환자가 발생했을 때 전문적인 의료서비스를 받기 전까지 적절한 처치와 보호를 해 줌으로써, 아래의 효과를 얻을 수 있는 일련의 지식과 기술이다."

① 환자의 통증을 경감시켜 줄 수 있다.
② 부상의 악화를 방지할 수 있다.
③ 쇼크를 예방할 수 있다.
④ 부상의 치료기간 단축과 예후를 증진시킬 수 있다.
⑤ 생명을 소생시키고 유지할 수 있게 해 준다.

2) 응급처치 교육의 목적

(1) 사고 및 질병의 예방

① 응급처치 교육의 첫째 목적은 사고나 질병을 예방하는 데 있다. 응급처치 를 배우게 되면 위급 상황에 대한 대응방법과 그 상황의 발생원인을 알게 되므로 자연스럽게 사고나 질병의 예방에 힘쓰게 된다.
② 응급처치 교육은 생활안전에 대한 높은 의식을 갖게 함으로 항상 자신과

다른 사람의 안전에 관심을 갖고 대비할 수 있도록 해 준다.

(2) 적절한 응급처치기술의 습득

① 적절하게 실시한 응급처치는 환자가 입은 손상의 악화를 방지하게 하여 주
며 또한 환자의 치료기간을 단축시켜 줄 수 있도록 해 준다.
② 환자에 대한 가장 초기대응이라 할 수 있는 응급처치는 그 방법의 여부에
따라 환자의 생사, 회복 또는 입원기간, 신체의 불구정도 등에 커다란 영
향을 미치게 되므로 응급처치 교육은 각기 상황이 다른 환자에게 무엇을
해야 하며, 무엇을 해서는 안 된다는 것을 알 수 있도록 해 준다.

3) 응급처치 실시의 범위

(1) 응급처치 실시범위

응급처치는 어디까지나 전문적인 치료를 받기 전까지의 즉각적
이고 임시적인 적절한 처치와 보호이며, 전문적인 의료 요원에게
인계한 후에는 모든 것을 그의 지시에 따라 행동하도록 한다.

(2) 응급처치원은 다음 사항을 지켜야 한다.

① 응급처치원 자신의 안전을 최우선으로 확보한다.
② 환자에 대한 생사의 판정은 하지 않는다.
③ 원칙적으로 의약품은 사용하지 않는다.
④ 어디까지나 응급처치로 그치고, 그 다음은 전문 의료요원의 처치에 맡긴다.

4) 응급처치활동 시의 일반적 유의사항

(1) 상황판단

대부분의 환자들은 더 이상의 큰 위험이 없거나 경증 환자로 의식이 있으면서 곧 회복될 수 있는 경우가 많다. 그러나 일부 환자는 매우 신속하게 응급처치를 하지 않으면 생명을 잃게 되는 경우도 더러 있다. 따라서 환자를 접할 때는 환자의 상태와 문제점이 무엇인지를 신속히 파악하고 그에 따른 적절하고 올바른 순서를 정하여 구체적인 응급처치를 해 주어야 할 것이다.

(2) 환자의 생존을 위한 우선적 조치

가장 먼저 지혈처치를 하고 심폐 기능의 이상이 있으면 심폐소생법을 시행해야 하며, 사고현장이 위험이 있을 경우에는 우선 환자를 안전지대까지 이동시킨 후 응급처치환자의 생명을 가장 우선적인 순위에 놓아야 하는데, 예를 들어 대 출혈이 있으면 지혈을 먼저하고 심폐소생법, 중독, 쇼크환자 등의 처치를 하여야 한다.

(3) 환자 상태의 정확한 판단

환자의 상태를 면밀히 조사하여 질병과 부상에 대한 정확한 판단을 하고, 치료 우선순위에 따라 부상처치를 한다. 초기에 확인이 안 된 다른 손상이나 질병이 있을 수 있다는 가능성을 항상 염두에 두어야 한다.

(4) 부상악화의 방지

환자의 불안감, 위험감, 초조감 및 통증 등으로 인해 부상이 악화되지 않도록 적절한 응급처치와 환자관리를 해 주어야 한다.

2. 응급구조 활동의 원칙

위급 상황에서의 응급처치 및 구조 활동은 환자에게 필요한 일을 신속하고 적절하게 실시하는 것이다. 위급 상황의 현장에서는 응급구조 활동의 원칙을 꼭 기억하고 지켜 응급처치원과 환자의 안전을 도모하고 환자의 생존에 위협이 되는 것은 처리해 주어야 한다.

〈표 2-1〉 응급구조 활동의 원칙

① 현장조사와 환자 상태에 대한 1차 기본조사(Check)
② 응급의료기관에 구조요청(Call)
③ 환자 상태에 대한 2차 조사와 환자관리(Care)

1) 현장조사(Check)

(1) 현장상황에 대한 판단

① 응급처치원의 안전 확보

현장상황에 대한 판단은 우선 응급처치원의 안전을 확보한 후 시행한다.

② 무슨 일이 일어났는지에 대한 판단

현장에 무슨 일로 인하여 환자가 발생했는지에 대한 판단이다. 예를 들면 감전, 화상, 낙상으로 인한 골절 등 환자발생의 직접적 원인에 대한 조사를 말한다.

③ 환자는 몇 명이나 되는지에 대한 확인

자칫 현재 보이는 환자가 전부일 것으로 단정해 버림으로써, 더한 위험에 처해 있는 환자를 미처 발견하지 못하는 경우가 발생하지 않도록 이에 대한 확인은 반드시 필요하다.

④ 도움을 받을 수 있는 사람은 있는지에 대한 판단

대부분의 경우 현장상황은 급박하며 주위가 소란스러운 반면 도움을 줄 수 있는 사람은 흔치 않다. 이러한 경우 응급처치원은 도와줄 수 있는 사람을 즉시 구하고 여러 가지 필요한 일들에 대해 도움을 받을 수 있도록 조처하여야 한다.

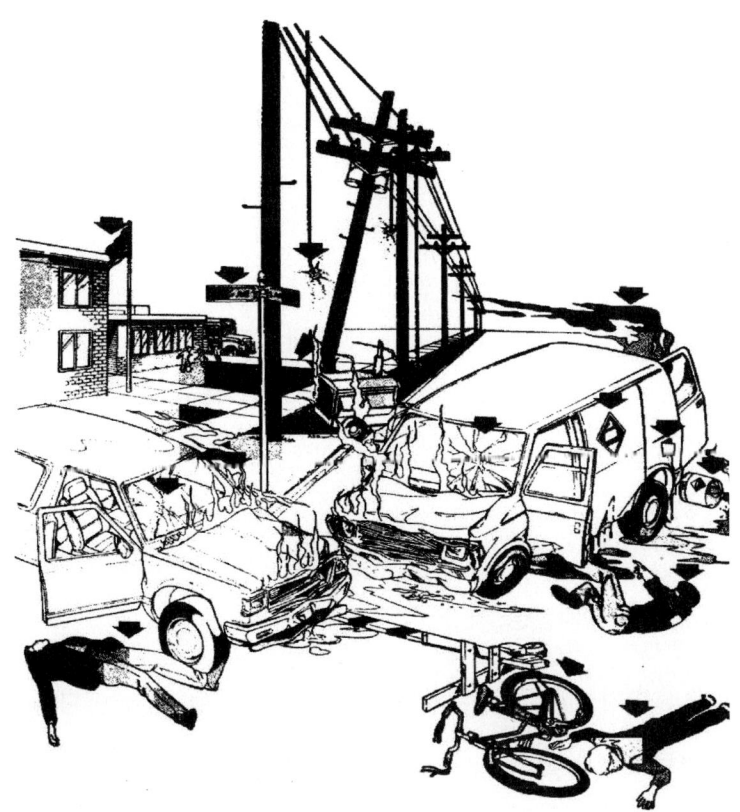

[그림 2-1] 현장의 상황

(2) 환자상황에 대한 판단

대부분의 환자들은 더 이상의 큰 위험이 없거나, 경증 환자로 의식이 있으면서 곧 회복될 수 있는 경우가 많다. 그러나 일부 환자는 매우 신속하게 응급처치를 하지 않으면 생명을 잃게 되는 경우도 종종 있다. 따라서 환자를 접할 때는 환자의 상태와 문제점이 무엇인지를 신속히 파악하고 그에 따른 적절하고 올바른 순서를 정하여 구체적인 응급처치를 해야 할 것이다. 특히, 대량으로 환자가 발생할 경우에 우선 처치해야 할 환자에 대한 판단은 더더욱 중요하다고 할 수 있다.

(3) 대량 환자발생 시 중증도 분류

대량 환자 발생 시 우선적으로 처치해야 될 환자는 다음의 분류에 따라 처치한다.

① 1순위(Red): 긴급환자

가. 가장 응급한 상황으로 부상정도가 생명을 위협하는 경우
나. 생명을 위협할 만한 쇼크 또는 저산소증이 나타나거나 임박한 경우
다. 즉각적인 처치를 행할 경우 환자가 소생 가능성이 있는 경우

② 2순위(Yellow): 응급환자

가. 응급상황으로 부상정도는 심하지만 아직까지 쇼크 또는 저산소증 상태가 아닌 경우
나. 전신적 반응이 발생하더라도 적절한 조치를 행할 경우 즉각적인 위험 없이 45~60분 정도 견딜 수 있는 상태

③ 3순위(Green): 비 응급 환자

　가. 비 응급 상황으로 전신적인 위험 없이 손상이 국한된 경우
　나. 스스로 보행 가능한 경우
　다. 최소한의 조치로도 수 시간 이상 아무런 문제가 없는 상태

④ 4순위(Black): 지연환자

　가. 생존가능성이 희박하다고 의료진이 판단한 환자
　나. 임상적 및 생물학적 사망이 명확히 구분되지 않은 상태와 자발 순환이나
　　호흡이 없는 모든 무반응의 상태
　다. 신체 95% 이상에 3도 화상을 입은 경우

2) 1차 기본조사(Check)

1차 기본조사란 환자의 생명유지에 가장 기본적인 생명징후(호흡, 맥박, 혈압, 체온)와 의식유무를 조사하는 것을 말한다. 이러한 생명징후에 대한 측정법 중 혈압측정과 체온측정은 기구를 이용하며 훈련이 필요하다.

(1) 의식 확인의 방법

의식유무를 확인하는 방법은 환자의 어깨를 가볍게 두드려 보며 "괜찮습니까?"라고 물어보는 것이다. 만약 환자가 의식이 있다면 신음소리를 낸다든가, 물음에 대해 대답을 하게 될 것이다. 의식이 전혀 없어 아무런 반응도 없으면 신체에 예민한 부위(상박 내측, 허벅지 등)를 꼬집어 보는 것도 방법이 될 수 있다.

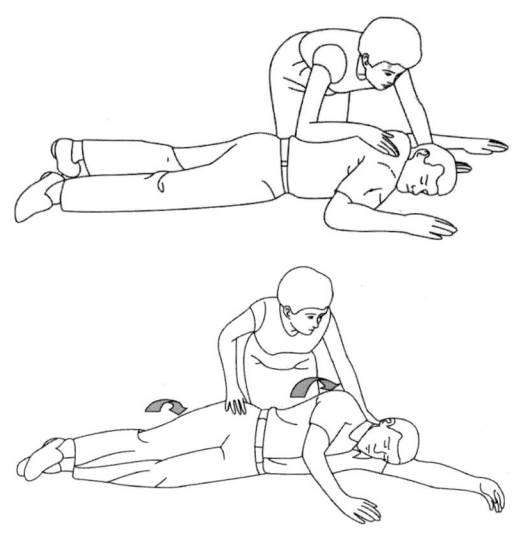

[그림 2-2] 의식 확인과 자세 교정

(2) ABC검사법(Airway→Breathing→Circulation)

만약 환자가 의식이 없다면 환자의 생명과 직결된 부분에 대하여 다음과 같은 순서로 1차 조사를 실시한다.

① 기도(Airway)

환자의 기도가 열려 있는지 조사하고 만약 열려 있지 않으면 기도유지를 해준다.

② 호흡(Breathing)

환자가 호흡을 하고 있는지 환자의 코와 입 사이에 귀를 가까이 갖다 대고
- 보고→눈은 환자의 가슴이나 배의 오르내림을 본다.
- 듣고→귀는 환자의 숨소리를 듣는다.
- 느낀다→뺨으로 환자의 숨결을 느낀다.

③ 순환(Circulation)

맥박을 검사하는 것이다. 맥박은 인체의 여러 곳에서 측정이 가능하나 응급상황에 적용하는 맥박은 경동맥(목에 있는 동맥)이며, 반드시 한쪽만을 촉지하여 맥박 수를 측정한다. 경동맥을 측정하는 이유는,

　첫째 응급처치원이 호흡과 순환에 대한 검사를 위하여 환자의 머리 쪽에 위치해 있다는 점
　둘째 경동맥은 상당히 굵기 때문에 측정이 용이하다는 점
　셋째 인체에서 최후까지도 촉지가 가능한 맥박이라는 점들 때문이다.
그 외에 순환에 대한 검사로는 급격한 출혈 여부에 대한 검사를 병행하는 것이 좋다. 이것은 만약 출혈이 심할 경우에는 우선 지혈법을 시행하여야 하기 때문이다.

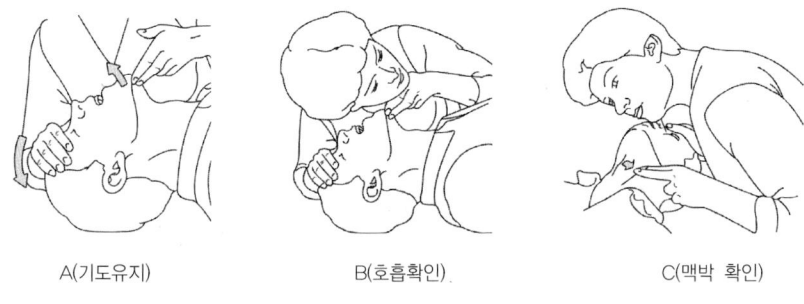

A(기도유지)　　　　　　B(호흡확인)　　　　　　C(맥박 확인)

[그림 2-3] A B C검사

(3) 1차 기본조사의 문제점 발견 시

상기와 같은 검사법을 통해 문제가 발견되었다면 즉각 문제부위에 대한 처치를 실시하여야 한다. 이때 전문 의료요원을 기다린다고 시간을 허비하게 되면 돌이킬 수 없는 사태를 맞게 될 것이므로, 특히 1차 기본조사에 대한 문제해결방법은 각별한 훈련이 요구된다.

3) 전문 의료서비스기관에 구조요청(Call)

1차 기본조사에서 알게 된 환자의 상태에 대한 충분한 정보를 응급의료기관에 알려 전문적인 구조를 요청하는 단계이다. 주위에 아무도 없으면 처치원 자신이 해야 하겠지만 가능하면 누군가에게 부탁하고 처치원은 계속해서 환자를 지켜보며 돌보도록 한다. 응급의료센터에 구조요청을 할 때는 다음과 같은 사항에 유의해야 한다.

① 보다 확실한 도움요청이 되도록 가능하면 2명 이상이 전화하도록 한다.
② 응급의료센터에 알려줄 사항을 살펴보면
- 응급상황 발생 장소: 정확한 주소, 위치 등 사고현장을 상대방이 정확히 알 수 있도록 일러 준다.
- 사건이 발생한 시간
- 신고하는 사람의 이름과 사용하는 전화번호 등의 연락번호
- 응급상황의 내용: 화재, 중독, 감전, 심장발작, 뇌졸중, 출혈 등
- 환자의 수
- 환자의 상태
- 실시하고 있는 응급처치의 내용

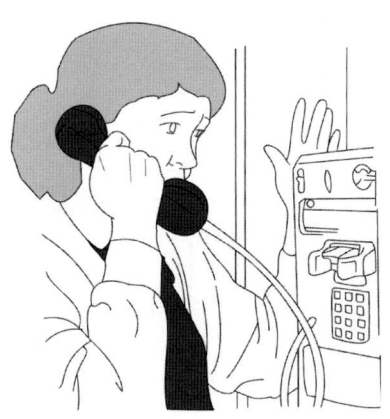

[그림 2-4] 구조요청

③ 응급의료센터에서 전화를 끊기 전에 먼저 전화를 끊지 말라고 이른다. 응급의료센터에서 모든 정보를 얻어 적절한 구조를 위한 요원과 장비를 보낼 수 있도록 하는 것이 중요하기 때문이다.

④ 전화를 한 후 반드시 돌아와서 응급의료센터와 통화한 내용을 응급 처치원에게 보고하도록 한다.

※ 응급환자
- 의식이 없거나 의식이 정상적이지 못한 상태
- 분당 호흡수가 10~24회 범위를 벗어난 경우
- 분당 맥박수가 60~100회 범위를 벗어난 경우
- 호흡정지 및 심폐 정지
- 심한 출혈
- 중독되었을 때(약물, 가스 등)
- 머리, 목, 또는 척추의 손상 가능성이 있을 때
- 피를 토하거나 하혈할 때
- 골절이 의심될 때

4) 환자 상태에 대한 2차 조사와 환자간호(Care)

2차 조사란 환자의 생명을 당장 위협하지는 않지만 응급처치를 하지 않으면 문제를 일으킬 수 있는 증상이다. 의식이 있으면 환자에게 물어보고, 말을 못 하는 경우에는 주위 사람들에게서 필요한 정보를 얻도록 한다. 머리에서 발끝까지 또 다른 부상이 있는지 면밀히 조사한다. 손상을 조사하는 2차 조사는 다음의 순서에 따라 한다.

(1) PMS(처치 전후 반드시 확인)

① Pulse - 맥박 확인
② Moter - 운동능력 확인
③ Sensory - 감각 확인

(2) DOTS

① Deformity - 변형
② Open Wound - 개방성 손상
③ Tendoness - 압통
④ Swelling - 부종

(3) PS

① Pupil - 동공확대 : 의식장애, 뇌손상 가능
   동공축소 : 약물중독 등
② Skin - 창백, 붉은색, 푸른색

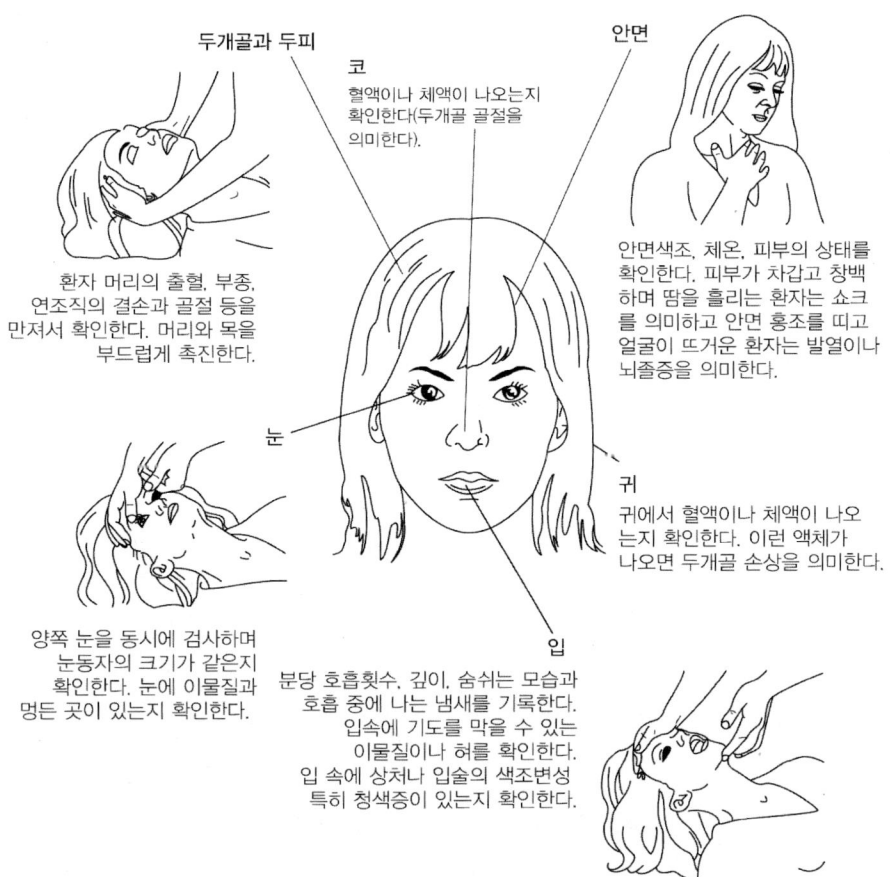

두개골과 두피

환자 머리의 출혈, 부종,
연조직의 결손과 골절 등을
만져서 확인한다. 머리와 목을
부드럽게 촉진한다.

코

혈액이나 체액이 나오는지
확인한다(두개골 골절을
의미한다).

안면

안면색조, 체온, 피부의 상태를
확인한다. 피부가 차갑고 창백
하며 땀을 흘리는 환자는 쇼크
를 의미하고 안면 홍조를 띠고
얼굴이 뜨거운 환자는 발열이나
뇌졸증을 의미한다.

눈

양쪽 눈을 동시에 검사하며
눈동자의 크기가 같은지
확인한다. 눈에 이물질과
멍든 곳이 있는지 확인한다.

귀

귀에서 혈액이나 체액이 나오
는지 확인한다. 이런 액체가
나오면 두개골 손상을 의미한다.

입

분당 호흡횟수, 깊이, 숨쉬는 모습과
호흡 중에 나는 냄새를 기록한다.
입속에 기도를 막을 수 있는
이물질이나 혀를 확인한다.
입 속에 상처나 입술의 색조변성
특히 청색증이 있는지 확인한다.

[그림 2-5] 머리 및 안면부 2차 조사

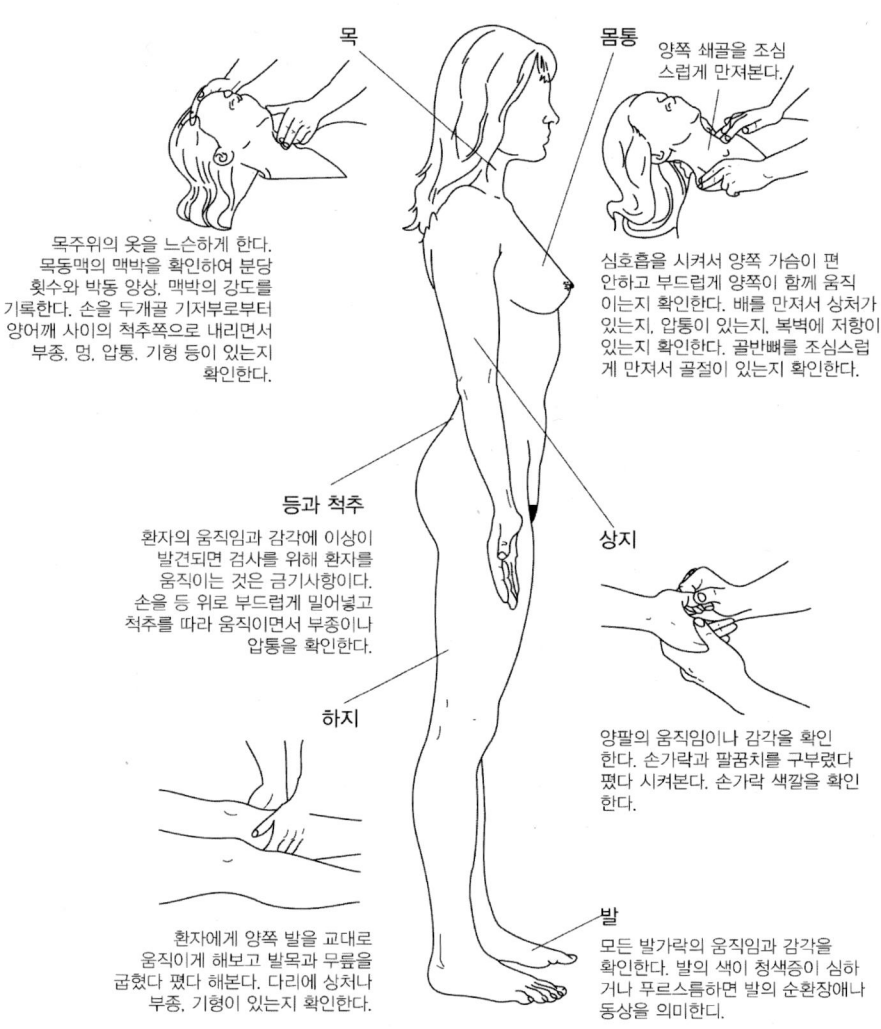

목

목주위의 옷을 느슨하게 한다. 목동맥의 맥박을 확인하여 분당 횟수와 박동 양상. 맥박의 강도를 기록한다. 손을 두개골 기저부로부터 양어깨 사이의 척추쪽으로 내리면서 부종. 멍. 압통. 기형 등이 있는지 확인한다.

몸통

양쪽 쇄골을 조심스럽게 만져본다.

심호흡을 시켜서 양쪽 가슴이 편안하고 부드럽게 양쪽이 함께 움직이는지 확인한다. 배를 만져서 상처가 있는지, 압통이 있는지, 복벽에 저항이 있는지 확인한다. 골반뼈를 조심스럽게 만져서 골절이 있는지 확인한다.

등과 척추

환자의 움직임과 감각에 이상이 발견되면 검사를 위해 환자를 움직이는 것은 금기사항이다. 손을 등 위로 부드럽게 밀어넣고 척추를 따라 움직이면서 부종이나 압통을 확인한다.

상지

양팔의 움직임이나 감각을 확인한다. 손가락과 팔꿈치를 구부렸다 폈다 시켜본다. 손가락 색깔을 확인한다.

하지

환자에게 양쪽 발을 교대로 움직이게 해보고 발목과 무릎을 굽혔다 폈다 해본다. 다리에 상처나 부종, 기형이 있는지 확인한다.

발

모든 발가락의 움직임과 감각을 확인한다. 발의 색이 청색증이 심하거나 푸르스름하면 발의 순환장애나 동상을 의미한다.

[그림 2-6] 몸통 및 사지 2차 조사

3. 환자 평가

환자의 상태변화에 따라 적절한 응급처치를 한다. 의식이 있으면 직접 물어보고, 의식이 없는 경우에는 외모에 나타난 증상으로 평가한다. 환자에 대한 평가를 신속하고 정확하게 시행하기 위해서는 4가지 생체징후(호흡, 맥박, 혈압, 체온)와 임상적 징후(피부색, 모세혈관 재 충혈, 동공형태와 동공반사, 의식 상태, 운동 기능, 감각 기능 등)를 숙지하여야 한다.

① 호흡의 상태는 어떤가.
② 맥박의 상태는 어떤가.
③ 혈압은 어떤가.
④ 체온은 어떤가를 살펴본다.
⑤ 얼굴색, 피부색의 변화는 없는가.
⑥ 출혈이나 골절이 없는가.
⑦ 동공의 상태는 어떤가.
⑧ 의식 상태는 어떠가.
⑨ 손발의 감각과 움직임이 어떤가.

※ 격렬한 사고로 부상자가 의식을 잃었다면 그 원인으로는 대부분 머리의 손상을 의심한다.

1) 호흡

호흡이란 생체가 그 기능을 영위하기 위하여 산소를 체내에 들여와 그 대사결과로 생기는 탄산가스를 체외로 방출하는 현상이다.

실질적인 호흡이란 체내의 각 세포에서 이루어지는 것으로서 이것을 내호흡이라 하며 내호흡에서 이루어진 가스와 외계의 공기와의 교환을 외호흡이라 한다. 보통 호흡이라고 말하는 것은 외호흡을 가리킨다.

정상적인 호흡은 환자가 편안하게 느끼고, 고통이 없으며, 잡음이 없고, 자연스럽게 호흡이 이루어지고, 호흡의 정도가 깊지도 얕지도 않다.

빠르고 얕은 호흡은 쇼크(혈압저하)와 관계가 있고, 깊고 힘든 호흡은 기도의 폐쇄나 폐질환을 나타낸다. 호흡정지 때는 흉부와 복부의 움직임이 거의 없고, 코나 입에서 공기의 흐름을 느낄 수 없다. 이물질에 의하여 질식한 환자는 기침이나 말을 할 수 없고 손으로 목을 쥐는 특징적 행동(V - sign)을 취하는 경우가 많다.

가래는 정상적인 폐에서 생성되는 점액 분비물로서 기도의 손상이나 병원균의 침입에 대한 방어 작용을 하게 되지만, 손상이나 폐질환이 있을 경우는 분비물 생성이 증가되고 색이 짙어지며 점도가 증가된다. 가슴에 둔상이나 좌상을 받으면 가래에 피가 섞인 거품을 볼 수 있고, 폐렴이나 기관지염이 있는 환자는 여러 가지 색깔의 짙은 가래를 뱉어 낸다. 또한 환자가 호흡 시 배출하는 냄새를 맡음으로써 환자의 질환 및 상태를 알 수 있어야 한다. 예를 들면 '당뇨성 케톤산증'이 있는 환자에게서는 달콤한 과일 냄새를 맡을 수 있다. 그러므로 응급 처치자는 호흡의 양상, 분당 호흡수, 호흡 상태, 가래의 양과 색깔, 호흡의 냄새 등을 상세히 관찰하고 기록하여야 한다.

(1) 호흡수

1분간의 호흡수는 안정 시에 성인은 12~18회, 소아는 18~20회, 신생아는 30~50회이다. 이것은 맥박수의 1/4에 해당한다. 그러나 운동, 노동, 목욕 후, 정신적 감동 후, 발한, 심장병, 호흡기질환, 출혈 등에는 그 수가 증가한다.

(2) 호흡량

1분간의 호흡량은 안정 시 성인의 경우는 5~10ℓ이고, 과격한 운동 후에는 약 10배에 달하기도 한다.

(3) 호흡 측정법

맥박을 짚어 보듯 조용히 환자의 가슴 위에 한쪽 손바닥을 얹고 숨 쉬는 것을 본다. 호흡하는 데 힘이 드는지, 쉬운지, 소리가 나는지, 규칙적인지 등 호흡의 속도와 상태를 관찰한다. 호흡이 약해서 확인하기가 어려울 때는 코앞에 거울을 대어 김 서림을 보거나 실 또는 깃털을 대고 움직이는 것을 본다. 만약 호흡이 정상이면 호흡수를 30초간 측정하여 2배로 하면 되고, 비정상일 때는 1분간 측정하는 것을 원칙으로 한다.

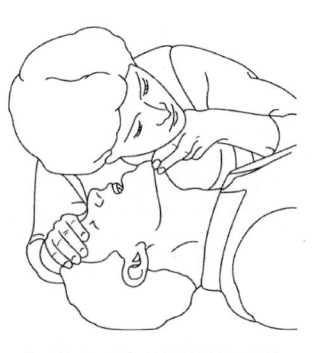

[그림 2-7] 호흡유무의 확인

2) 맥박

맥박이란 심장이 수축하면서 동맥으로 혈액을 방출할 때, 심장 부근에서 말초까지는 일정하게 7m/sec로 전파되는데 이때 외부에서 감지할 수 있는 압력의 파동이다. 이것은 심혈관의 기능 상태를 예측할 수 있는 중요한 지표이다. 응급 환자를 발견하였을 때에 처치자는 맨 먼저 환자의 상태를 알기 위해 맥박을 짚어 보아야 한다. 맥박은 환자 상태를 손쉽게 파악할 수 있는 비교적 정확한 지표로서, 주기적으로 맥박을 촉지함으로써 환자 상태의 변화를 손쉽게 파악할 수 있다. 따라서 맥박의 횟수, 강도, 규칙성 등에 관한 기록은 매우 중요하다.

(1) 맥박을 짚는 이유

맥박과 심장은 상당히 밀접한 연관이 있으므로 맥박의 수, 맥박의 강약, 맥박의 규칙성은 곧 심장의 상태를 간접적으로 알려 주기 때문에 맥박을 짚어 보는 것은 중요한 의의가 있다.

① 빠르고 약한 맥박

혈압이 저하되거나 환자가 공포를 느끼거나 심한 통증을 느낄 때에 나타난다.

② 맥박이 촉지되지 않는 경우

혈관이 막혔거나 손상된 경우, 심장이 정지된 상태 혹은 심근 수축력이 감소된 심한 쇼크 상태를 의미한다.

③ 불규칙한 맥박

맥박이 불규칙하게 박동하면 부정맥(arrhythmia) 혹은 심 질환이 있다는 신호
이다.

(2) 맥박 수

건강한 성인의 맥박은 1분간에 60~80회, 소아는 80~90회, 영
아는 100~120회 정도로 뛴다. 맥박은 연령, 성별, 체질, 질병의
유무에 따라서 달라지며 자세에 따라서도 약간 달라진다. 또한 육
체의 피로도, 운동, 식사 후, 목욕 후, 정신석인 변화, 감정 상태에
따라 그 수가 증가한다. 성인의 맥박수가 60회 이하이거나 100회
이상일 때는 일단 이상이 있다고 의심해 볼 필요가 있다.

(3) 맥박 측정법

응급환자에 있어서는 맥박측정 요령은 검지와 중지를 환자의 목
젖(Adam's apple)에 얹고 처치원 쪽에 있는 환자의 기관과 목 근육
사이의 움푹한 부위로 미끄러지듯이 내려오게 되면, 경동맥을 촉지
할 수 있다. 맥박은 5~10초 동안 감지(확인)한다. 경동맥의 맥박
은 요골동맥보다도 더 낮은 수축기 혈압(약 60mmHg)에서도 촉지
되므로 다른 동맥점보다 유용하며, 응급상황에서는 반드시 확인하
여야 한다.

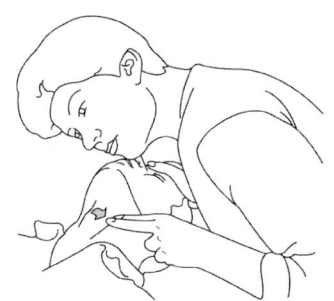

[그림 2-8] 경동맥의 확인

〈표 2-2〉 정상과 비정상 맥박

환자	상태	분당맥박 수
성인	정상	60~80회
	빈맥	100회 이상
	서맥	60회 이하
청소년	정상	60~105회
	빈맥	105회 이상
	서맥	60회 이하
소아(5-12세)	정상	60~120회
	빈맥	120회 이상
	서맥	60회 이하
소아(1-5세)	정상	80~150회
	빈맥	150회 이상
	서맥	80회 이하
영아	정상	120~150회
	빈맥	150회 이상
	서맥	120회 이하

3) 체온

정상 체온은 36.5~37℃이다. 피부는 체온을 조절하는 데 중요한 역할을 하는 기관으로, 혈관으로부터 열을 방출하거나 땀을 증발시켜서 체온을 조절한다. 체온은 질병이나 손상에 의해서 변할 수 있는데, 출혈성 쇼크 시에는 피부가 차가운 것을 관찰할 수 있다. 출혈성 쇼크 시 교감신경계의 반응으로 여러 징후가 나타나는데, 신경자극의 결과로 땀샘은 과민반응을 하게 되고 피부의 혈관은 수축하여 차고, 창백하며, 습하게 된다. 이런 증후는 쇼크의 첫번째 징후로서 차가운 곳에 오래 노출되어서 유발된 차고 건조한 피부와는 구분해야 한다. 건조하고 따뜻한 피부는 열 혹은 특히 뜨거운 대기에 노출되었을 때 생기는 열사병에서 관찰할 수 있다. 체온측정은 구강, 액와, 항문에서 주로 측정한다. 유리체온계는 하부가 구(bulb)로 되어 있어 열에 반응하는 수은으로 채워져 있으며, 유리관(stem)은 대개의 경우 34℃에서 42.2℃까지 표시되어 있다. 최근에는 디지털 체온계로 측정하는 경우가 많다.

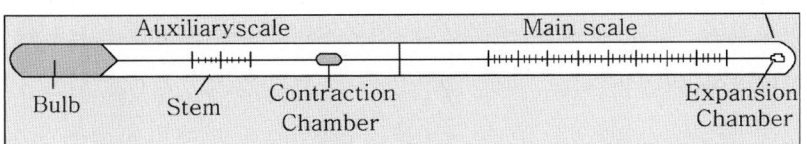

[그림 2-9] 유리 체온계의 구조

(1) 구강체온 측정법

의식이 없는 환자나 혼돈 상태의 환자, 소아 등의 환자는 구강 내에서 체온계가 파손될 우려가 크므로 사용하지 않으며, 음식물 섭취 시에는 30분 정도 시간이 경과한 후에 측정해야 한다. 측정은 구강 체온계의 수은 구를 환자의 구강 내 혀 아래에 넣고 5분 정도 경과 후 읽으면 된다.

(2) 항문체온 측정법

구강이나 액와체온보다 더 정확하다. 구강체온이 변동이 심하면 항문체온으로 측정한다. 소아나 무의식환자, 이성이 없는 환자는 항문체온을 측정하나 항문질환이 있는 환자나 설사환자는 측정할 수 없다. 측정은 직장 내에 항문체온계를 5cm 정도 넣고 2분간 측정한다. 구강이나 액와체온보다 약 1℃ 정도 높다.

(3) 액와체온 측정법

항문이나 구강체온 측정이 불가능한 사람에게 시행한다. 액와체온은 외부온도에 영향을 많이 받으므로 다른 체온측정에 비해 측정시간이 길고 비교적 정확도가 떨어진다고 할 수 있다. 측정은 겨드랑이 안쪽의 피부 면에 체온계의 수은구가 닿도록 넣고 약 10분간 측정한다.

4) 혈압

혈압은 심장에서 방출된 혈액이 혈관 벽에 닿았을 때 형성되는 압력을 말한다. 좌심실이 수축하여 방출된 혈액은 대동맥궁(aorta), 대동맥, 소동맥, 세동맥, 모세혈관으로 흐르는데 대동맥궁에서 압력이 가장 높으며 모세혈관으로 갈수록 낮아진다. 정맥압은 특수한 질병 상태와 관련하여 중요한 의미를 가지기도 하지만, 생체징후로서는 동맥압을 측정한다.

좌심실의 수축 시에 형성되는 압력이 가장 높은데 이 점을 수축 압(systolic pressure)이라 하며 심장의 이완기에 생기는 압력을 이완 압(diastolic pressure)이라 한다. 수축 압과 이완 압의 차이를 맥압 (pulse pressure)이라 하며 수축 압과 이완 압의 평균치를 평균 압 (mean pressure)이라 한다.

건강한 사람에 있어서 혈압은 120/80mmHg(수축기압/이완기압) 정도이다. 영아와 어린이의 혈압은 성인보다 낮다.(어린이 90/60mmHg, 영아 70~80/50mmHg) 혈압의 범위는 차이가 크며 또한 개인차가 있으므로 특별하게 혈압의 관리가 필요한 사람은 각 개인의 평균 정상 혈압을 알아 두는 것이 중요하다. 평상시의 정상혈압에서 20 ~30mmHg 이상의 변화는 의미가 있는 것이다.

건강한 사람도 나이가 들수록 혈압은 점차 상승하는 경향이 많다. 그리고 항상 혈압이 조금 낮다고 하여도 질병 상태에 있는 것은 아니다.

맥압은 수축 압과 이완기압의 차이로서 정상치는 30~50mmHg 이다. 맥압 치는 수축기동안 방출되는 혈액량에 관한 질병에서 중요한 단서가 된다. 혈압이 정상인 사람도 하루 동안에 혈압에 변화가 많이 있다.

※예상 가능한 최저 수축기 혈압
● 경동맥에서 맥박이 뛰는 경우: 60~70mmHg

- 대퇴동맥에서 맥박이 뛰는 경우: 70~80mmHg
- 요골동맥에서 맥박이 뛰는 경우: 80~90mmHg

(1) 혈압측정의 의의

혈압은 혈액의 양, 혈액을 수용할 수 있는 혈관의 능력, 혈액을 내보내는 힘에 의해서 영향을 받으므로, 혈압의 변화는 이들에게 변화가 생겼다는 것을 의미한다. 혈압은 맥박의 변화보다는 느리게 나타나는데, 이는 병이나 손상에 대해 혈압을 유지하려는 체내의 보상작용이 존재하기 때문이다.

혈압은 심한 출혈, 심장의 손상, 신경계통의 마비, 감염에 의한 심장혈관 수축 기능의 부전 시 급격히 떨어진다. 낮은 혈압은 신체의 각 장기에 공급되는 혈액이 감소하였다는 것을 의미하며, 혈액공급이 감소하면 신체조직의 산소공급이 감소되므로 결과적으로 장기는 심한 손상을 받는다. 따라서 혈압저하 시는 신속히 응급처치를 하여야만 장기가 손상되는 것을 막을 수 있다. 출혈에 의하여 혈압이 저하되면, 출혈되는 곳을 파악하여 지혈시키는 등의 응급 처치를 하여야 한다.

만약 혈압이 비정상적으로 높다면 동맥계통에서 혈관이 파열되거나 장기의 손상을 일으킬 수 있기 때문에 신속히 병원으로 후송할 수 있도록 조치를 취하여야 한다.

질병이나 손상 시에는 양쪽(수축기, 이완기) 압력의 차이가 비정상적으로 감소하거나 증가할 수 있다. 예를 들면 두부손상 때는 수축기 압력이 오르는 반면 이완기 압력은 변하지 않거나 감소하여 압력의 차이가 증가한다. 반면 심낭에 혈액이나 체액이 저장되어 심장을 압박하는 심낭 압전의 경우는 수축기 압력이 떨어지고 이완기 압력이 오르므로 압력의 차이가 감소한다.

(2) 혈압 측정 시 사용되는 기구에 대한 주의점

혈압 측정 시 사용되는 기구로는 혈압계와 청진기이며 혈압계는 측정부위를 감아 주는 커프(kuff), 측정계기, 스포이드(고무공), 콕크 (조절나사)로 이루어져 있다.

① 수은주 혈압계(Mercury manometer)

병원 등에서 가장 많이 이용되는 것으로 수은주가 달려 있으며, 측정 시에는 수은주를 눈높이에서 읽어야 한다.

② 디지털 혈압계(Digital manometer)

최근에 가장 보급이 많이 되는 것으로 청진기 없이 사용한다. 맥박도 동시에 측정할 수 있고, 초보자들이 사용하기에 비교적 편리하기는 하나 사용할 때 센서 위치에 각별히 주의를 기울여야 한다.

③ 커프(kuff)

커프는 팔이나 다리를 싸는 고무주머니로 공기를 넣으면 부풀어지며 천으로 싸여 있다. 커프의 폭은 여러 가지가 있으며 길이와 폭에는 여러 가지 것이 있는데 커프 넓이에 따라 혈압측정치가 달라진다. 폭이 좁을 경우에는 실제의 혈압보다 높게 측정되고, 폭이 넓을 경우에는 약간 낮게 측정된다. 커프의 넓이는 보통 측정부위를 2/3 정도 덮을 수 있는 것을 권장한다. 커프는 지혈대 작용을 하므로 너무 오랜 시간 매고 측정하지 않도록 한다. 너무 오래 매게 되면 정맥 울혈 상태가 되면서 측정치에 영향을 미치게 된다. 반복해서 혈압을 측정할 때에는 20~30초 정도 쉬었다가 측정하도록 한다.

※ 혈압계의 압박 대는 대상자의 팔의 크기에 따라 잘 선택해야

한다.

※ 공기주머니의 넓이는 팔 중간지점 둘레의 40%, 또는 팔의 직경보다 20% 더 넓은 것이 이상적이다(미 심장협회, american heart association).

(3) 혈압측정법

① 혈압을 측정할 부위에 있는 맥박을 손가락으로 촉지하여 찾는다.
② 혈압계 커프를 측정부위에 돌아가지 않을 정도로만 감는다.
③ 청진기를 측정맥박 부위의 피부 면에 밀착시킨다.
④ 스포이드 끝 부분에 있는 코크를 잠근 뒤 가압을 한다.
⑤ 코크를 서서히 조절하여 열면서 일정한 속도로 감압한다.
⑥ 소리가 처음으로 선명하게 들리는 지점(kerotkoff phase Ⅰ)을 읽는다.
⑦ 소리가 마지막으로 사라지는 지점(kerotkoff phase Ⅴ)을 읽는다.

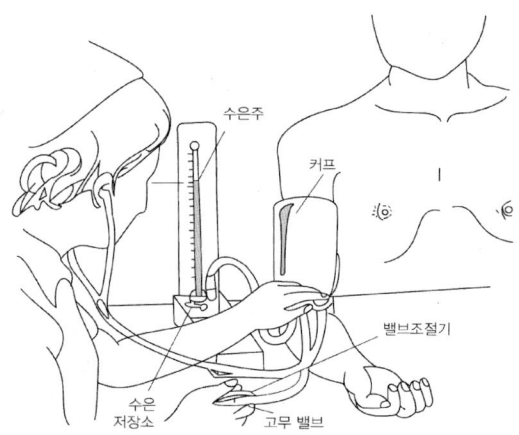

[그림 2-10] 팔의 혈압측정

5) 생명징후의 표준

이상과 같이 살펴본 생명징후를 정리하여 살펴보면 아래의 표와 같다. 이 표준은 건강한 성인의 생명징후의 표준치이므로 응급처치 시 환자 상태를 판정할 수 있는 표준이므로 꼭 알아 두어야 할 수치이다.

〈표 2-3〉 안정 시 건강성인의 생명징후의 표준

생체징후	표준		
체온	36.5~37.5℃		
맥박	남 65~75회/분, 여 70~80회/분		
호흡	12~18회/분		
혈압 (WHO기준)		수축기(최고치)	이완기(최저치)
	고혈압	150mmHg 이상	95mmHg 이상
	경계성고혈압	140~150mmHg	90~95mmHg
	정상혈압	140mmHg 미만	90mmHg 미만
	저혈압	100mmHg 이하	60mmHg 이하

6) 피부색

피부색은 근본적으로 피부의 혈관 속을 순환하는 혈액에 의해서 결정되는데, 심하게 착색된 피부(흑인 등)는 질병이나 손상에 의해 변화되는 피부색을 관찰하기 어렵다. 그러므로 심하게 착색된 피부에서는 피부색의 변화를 손톱이나 공막, 입 안쪽의 점막에서 관찰하여야 한다. 응급 환자에게 중요한 의의를 갖는 피부색상은 흰색, 적색, 푸른색이다. 만성 질환에서도 피부색의 변화를 관찰할 수 있는데 예를 들어 간 질환 때 황달이라 불리는 노란색의 피부를 관찰할 수 있다.

(1) 붉은색 피부

고혈압, 고열, 일산화탄소 중독이나 열사병환자에서 관찰할 수 있다. 심한 고혈압 환자에서는 외부에서 관찰되는 모든 혈관에 혈액이 충만하고 짙고 검푸른 피부색깔의 다혈질의 피부색을 보이고, 일산화탄소 중독 환자에서는 열사병 환자처럼 선홍색을 보이게 된다.

(2) 창백한 피부

창백하고 희거나, 잿빛 혹은 회색의 피부는 충분치 못한 혈액순환이나 쇼크, 공포, 추운 데 노출된 환자에서 관찰할 수 있고, 일부에서는 피부에 공급되는 혈액이 충분치 못한 경우에 보인다.

(3) 푸른색 피부

푸르고 창백한 피부색은 순환되는 혈액에 산소공급이 부족한 경우에도 나타나는데, 결과적으로 혈액은 검게 되고, 혈관을 덮고 있는 조직은 푸른빛을 띠게 된다. 이러한 것을 '청색증'이라고 하며, 기도폐쇄나 불충분한 폐 기능 때문에도 나타날 수 있다. 이것은 손가락 끝이나 입 주위에서 관찰하기 쉬우며, 청색증은 산소 부족에 의한 것이므로 호흡 기능을 신속히 정상적으로 유지해야 한다.

7) 모세혈관 재 충혈

모세혈관 재 충혈은 일부 신체에 압박을 가하여 혈액을 비운 후에 다시 모세혈관에 혈액이 채워지기까지의 시간을 측정하는 것이다. 손톱 밑에 있는 모세혈관이 가장 검사하기 쉬운 곳이다. 모세혈관 재 충혈의 측정방법은 정상 손톱 밑의 분홍색 부위를 가볍게 누른 후에 압박을 해제하면, 2초 내지 3초 이내에 정상적인 혈색으로 회복된다 어떤 경우에는 정상적인 혈색으로 회복되는 시간이 지연되거나 회복되지 않는 경우가 있는데, 이는 혈액순환이 정상적으로 수행되지 않기 때문이다. 또한, 압력을 제거한 후에 청색증으로 나타나는 경우도 있는데, 이는 모세혈관이 동맥의 산소화된 신선한 혈액으로 재충전되는 것이 아니라 정맥으로부터 재충전되기 때문이다.

8) 동공의 크기와 동공반사

동공은 정상에서 둘레가 일정하고 크기가 일정하므로 양쪽 동공의 변화는 응급처치가 필요한 중요한 징후가 된다. 대개의 경우는 뇌 손상이나 뇌 병변에 의한 것이다. 축소된 동공은 약물중독이나 중추신경계의 병변이 있는 환자에서 종종 볼 수가 있고, 양측 동공의 크기가 다른 것은 두부 손상이나 뇌 병변 환자에서 관찰할 수 있다. 확장된 동공은 의식장애를 나타내고, 주로 심정지 후 30초 이내에 즉각적으로 일어난다.

두부 손상이나 약물중독 환자는 심정지가 발생되어도 동공은 수축된 상태로 남아 있는 경우가 있다. 일반적으로 동공이 빛에 노출되면 수축하게 되는데, 이것은 눈을 보호하기 위한 반사 작용이다. 눈에 빛을 비추어도 동공이 수축하지 않으면, 질병이나 약물중독 혹은 시신경의 손상 때문이다. 사람이 사망하게 되면 동공은 크게 확장하게 되고 동공 반사가 사라지게 되므로, 동공 상태가 계속해서 변화할 때는 중추신경계 손상이나 병변을 의심해야 한다. 그러므로 환자의 동공을 관찰하면서 이러한 변화가 발생할 때는 꼭 기록해 두어야 한다.

9) 의식 상태

정상적인 사람은 민첩하고 올바른 판단(시간, 위치, 인물)을 하며, 음성이나 육체적 자극에 반응한다. 이러한 상태가 변화하면 질병이나 손상을 의미하므로 이런 변화들의 기록은 응급처치에서 극히 중요하다. 이런 변화들은 술에 취한 상태와 같은 가벼운 의식 혼미에서부터 의식이 전혀 없는 깊은 혼수까지 다양하지만, 환자의 의식 상태는 중추신경계의 상태를 파악하는 데 있어 간단하고 가장 믿을 만한 징후이다. 환자의 의식 상태를 파악할 때는 'AVPU' 척도나 GLS(Glasgow Coma Scal) score를 이용하는 것이 객관적이다. 쉽게 사용할 수 있는 'AVPU' 척도는 'A'에서 'U'로 내려갈수록 환자의 의식 상태가 나쁜 것이다. 계속해서 의식 상태가 나빠진다는 것은 환자의 상태가 악화된다는 것을 의미하므로 계속 주의를 기울여야 한다. 특히 외상 시에 일시적으로 의식이 없었다가 잠시 후에 환자가 깨어나서 일정기간 동안은 정상처럼 보이다가, 갑자기 의식불명이 되는 경우는 환자의 예후가 나쁠 수 있다는 것을 암시한다. 이러한 상황은 두개골 내에서 출혈이 있는 환자에서 주로 발생하며, 대부분의 환자는 즉각적인 수술이 요구되므로 신속한 의료진의 도움을 받을 수 있도록 해야 한다.

(1) A: Alort (명료한 의식) – 환자 스스로 눈을 뜨고 질문에 분명하게 대답을 한다. 지남력(시간, 장소, 이름)이 있다.
(2) V: response to Verbal order(언어지시에 반응) – 환자 스스로 눈을 뜰 수 없고, 지남력이 없지만 응급처치원의 질문에는 반응한다.
(3) P: response to Pain(통증자극에 반응) – 언어지시에는 반응을 못하지만 신체에 자극을 주면 움직이거나 통증을 호소한다. 신경 계통 손상 환자 시 이러한 검사는 의미가 없을 수 있다.
(4) U: Unresponse(반응 없음) – 환자가 어떠한 자극에 대해서도 반응이 없다.

〈표 2-4〉 Glasgow 혼수계수

반응	검사	환자의 반응	점수
눈뜨기	자발적	스스로 눈을 뜬다.	4
	말하면	큰소리로 부르면 눈을 뜬다.	3
	통증을 가하면	살갗을 꼬집으면 눈을 뜬다.	2
	통증을 가하면	눈을 뜨지 않는다.	1
가장 좋은 근육운동 반응	명령하면	간단한 명령을 그대로 따라한다.	6
	통증을 가하면	꼬집으면 꼬집는 손을 제거한다.	5
	통증을 가하면	꼬집으면 신체의 일부를 피한다.	4
	통증을 가하면	통증에 대하여 부적절하게 신체를 굴곡한다.	3
	통증을 가하면	꼬집으면 신체가 신전된 자세로 굳어진다.	2
	통증을 가하면	통증에 대하여 근육운동 반응이 없다.	1
언어반응(말하기)	말하면	대화가 가능하며 장소, 사람, 시간에 대한 지남력이 정확하다.	5
	말하면	혼동되며 지남력을 상실하였다.	4
	말하면	말은 하지만 의미 없는 말을 한다.	3
	말하면	알아들을 수 없는 이상한 소리를 낸다.	2
	말하면	아무 소리도 내지 않는다.	1

※ 각 항목의 환자 점수를 평가한 다음, 세 가지 항목의 점수를 합한 총점수를 낸다. 총점이 7이라면 혼수를 의미한다.

※ 각 항목의 점수를 자주 반복해서 평가하고 평가 시간과 각각의 평가 소견을 기록해 두어야 한다.

10) 운동 기능

의식이 있는 환자가 신체를 움직이지 못하는 것을 마비라고 하며, 주로 질환이나 손상으로 인하여 마비가 발생된다. 편측의 신체마비(반신불수)는 대개 두개골 내의 출혈이나 혈전(뇌일혈)의 결과로 생긴다. 외상 후 신체를 움직이지 못하면 척추손상도 일단 의심해야 하는데, 팔은 움직일 수 있으나 다리를 움직이지 못하는 것은 경부 아래에서 발생한 척수손상을 의미한다. 마비는 특히 중요한 징후이므로 손상 부위와 마비가 나타난 시각을 기록해야 한다.

11) 감각 기능

통증자극에 대한 신체의 움직임은 정상적인 신체반응이다. 이러한 정상적인 신체반응이 없으면 중요한 손상이나 어떤 질환을 의심해야 한다. 감각 기능의 변화는 손상이나 질병에 의하여 감각 기능이 저하되거나 소실되어 발생할 수 있다. 응급 처치자는 환자의 피부를 꼬집어서 감각 기능을 검사할 수 있다. 손상이나 마비

후에 생기는 사지의 수의운동이 손실되면 감각 기능도 없어지는 경우도 많다. 때때로 운동 기능은 남아 있지만 감각 기능이 저하되어 감각이 없거나 이상한 감각을 호소할 때가 있는데, 이것은 척추손상의 징후가 될 수 있다. 그러므로 이러한 환자에서는 척추손상의 가능성을 생각하여 이차적 손상이 발생하지 않도록 주의해야 한다.

피부감각의 소실을 동반한 심한 통증은 동맥의 폐쇄나 절단의 결과이므로 맥박이 촉지되지 않는다. 비록 통증 때문에 움직이지 못하지만, 운동 기능은 유지되는 것이 보통이다. 히스테리나 쇼크 또는 과량의 약물이나 알코올을 복용한 사람은 수 시간 동안 통증을 못 느끼게 되므로, 마비를 동반하지 않은 감각소실 환자는 계속해서 손상된 사지를 움직이려 한다는 것에 주의해야 한다.

4. 환자관리

1) 체위

(1) 환자의 자세

의식이 있으면 환자에게 물어보고 가장 편안하다고 하는 자세를 취하게 해 준다. 가슴에 부상을 당하여 호흡이 힘든 환자의 경우에는 호흡을 좀 더 쉽게 하도록 부상자의 머리와 어깨를 높인다.

급성질병 환자나 사고자에 대해 현장에서 병의 상태나 상처를 조사하는 경우에 사고자의 체위를 어떻게 해야 하는가는 매우 중요한 문제이다. 대개는 반듯이 눕히는 것이 가장 편한 자세이지만 상처부위나 질병의 종류에 따라서는 다양해진다.

① 일반적인 바른 체위

원칙적으로 수평으로 반듯이 눕힌다. 사고자에게 베개는 사용하지 않으며 위를 보게 반듯하게 눕힌다. 수평으로 반듯하게 눕히게 되면 심장을 중심으로 한 혈액순환에 무리가 없어 좀 더 편안함을 줄 수 있고 쇼크의 예방에도 용이한 자세가 된다.

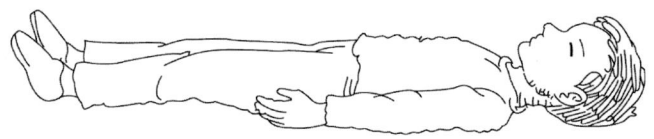

[그림 2-11] 일반적인 바른 체위

② 안색이나 피부색이 창백할 때

안면이나 피부색이 창백하고 피부가 차며 건조한 상태는 대 출혈이나 심장발작 등으로 인해 혈압이 낮아지고 심장의 펌프작용이 저하되어 혈액순환이 악화된 상태이므로 머리 쪽을 낮게 하거나 양발을 고여서 15-30cm 정도 높여 반듯하게 눕힌다. 들것으로 운반 시에는 발 쪽을 약간 높여 운반하고, 의자에 앉을 경우에는 머리를 땅 쪽으로 숙여 주면 혈액순환에 도움을 줄 수 있다. 만약 머리나 흉부에 부상이 있을 경우에는 반듯이 눕히는 것이 좋다.

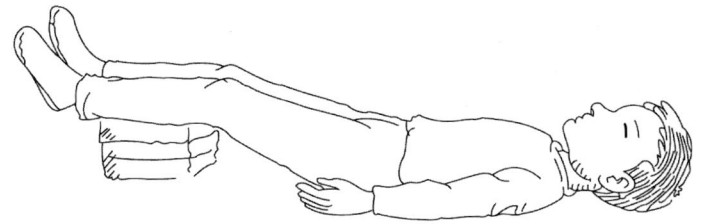
[그림 2-12] 안색이 창백할 때의 체위

③ 안색이 붉을 때

안색이 붉거나 호흡이 고통스러울 때는 머리나 어깨 부위가 심장보다 높아지
도록 체위를 취해 준다. 안색이 붉어지는 경우는 혈압이 높아졌다거나, 술을
마셨다거나, 일산화탄소에 중독되었다거나, 일사병, 뇌일혈 등의 상태라 할 수
있다. 천식이나 심장쇠약 등의 환자는 '반 좌위'라 해서 편하게 앉히는데 이때
이불을 적당한 높이로 접어서 환자 앞에 대고 엎드리게 하거나 등에 고여서
비스듬히 기대도록 해 주는 것이 좋다.

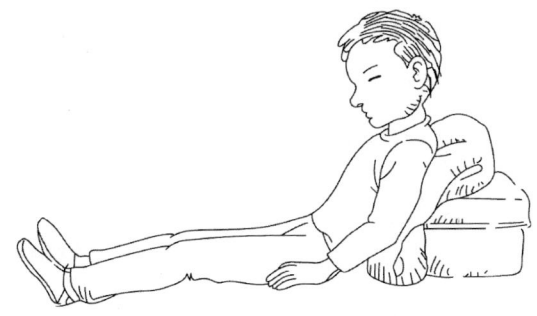
[그림 2-13] 안색이 붉을 때

④ 호흡곤란이나 흉통이 심할 때

호흡곤란이라 흉부압통이 심할 경우에는 등 뒤에 베개를 받쳐 주고 등을 약간
숙여 주면서 양 무릎을 세워 주되 무릎 밑에는 담요나 박스 등으로 고여 주면
효과적이다.

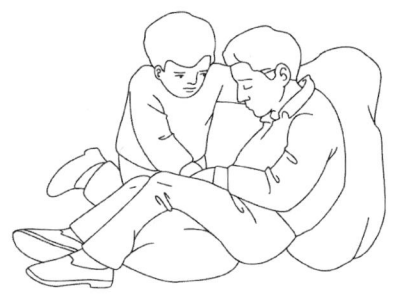

[그림 2-14] 호흡 곤란 시 체위

⑤ 폐에 손상을 입어 호흡이 샐 때

총탄이나 파편 기타 예리한 칼 등에 의해 폐 등이 손상되는 자상을 입었을 경우에는 금속 호일, 비닐 랩 등을 이용하여 공기가 새어 나오지 못하도록 기밀포대를 단단히 하고 환부가 바닥에 닿도록 옆으로 눕힌 상태에서 후송해야 한다.

⑥ 의식이 없거나 불확실한 때

의식이 없거나 불확실한 환자는 구토 물, 침, 객담 등으로 간혹 질식하는 경우가 있으므로 이때의 체위는 매우 중요하다. 이런 경우에는 반듯하게 눕혀 안면을 옆으로 돌려주든가, 아니면 엎드려 눕혀 놓고 역시 안면을 옆으로 돌려 손등으로 받쳐 주어야 한다.

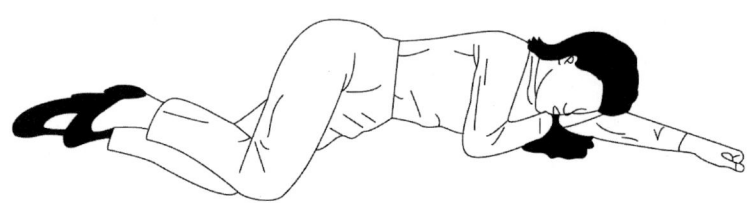

[그림 2-15] 의식불명 체위

2) 보온(체온 유지)

환자의 체온을 유지하도록 노력하여야 한다. 이것은 쇼크방지에 절대적으로 필요하다. 체온(Body Temperature)의 이상은 질병, 상해 등의 원인으로 자주 나타나는 증상이다. 보온이란 환자가 정상 체온을 잃지 않도록 담요와 의류 등으로 감싸서 정상 체온을 유지시켜 주는 것을 말하며 더운 물 주머니나, 전기담요 등을 이용하여 가온하는 것과는 구별해 주어야 한다.

(1) 쾌적한 기온과 체온

인간에게 쾌적한 환경의 온도 조건(기온)은 약 18~22℃ 정도이며, 이러한 기온 속에서 체온은 항상 36.5~37.5℃ 정도로 유지되고 있다. 물론 부위에 따라서 약간의 차이는 있다.

(2) 보온의 필요성

응급상황에서 중요하지만 관심을 잘 기울이지 못하는 것 중의 하나가 바로 환자의 보온 문제이다. 보온을 해 주지 않게 되면 쇼크, 반 혼수, 혼수 등의 좋지 않은 결과로 이어질 수 있으며 이는 환자에게 치명적이다. 기본적으로 모든 환자는 쇼크 예방 처치와 동시에 보온처치도 반드시 필요하다.

(3) 가온이 필요할 때

체열을 빼앗기게 되면 체온이 내려가고 혈관이 수축되어 심장이나 뇌로 공급되는 혈액량이 감소하게 된다. 따라서 체온이 계속 하강하여 정상 체온의 유지가 힘들 때는 쇼크현상을 초래하게 되므로 이때에는 보온이 아니라 오히려 열을 가해 주어야 한다. 익수자 혹은 눈이나 비를 맞은 환자는 상황에 따라 체온손실을 방지하기 위해 가온이 필요하다. 날씨가 춥거나 환자가 보온 상태임에도 불구하고 몹시 추위를 느끼면 가온해 준다.

(4) 보온도구

보온에는 담요를 사용하는 것이 일반적이다. 그러나 대부분의 경우 예상하지 못했던 상황에서 환자가 발생하므로 현장에서 구할 수 있는 물품들을 활용해야 한다. 처치자의 외투를 비롯한 의류, 수건, 우의, 신문지 등 현장에서 쉽게 구할 수 있는 것으로 하되, 직접 지면에 눕힐 때는 땅에 닿는 부분의 온도를 충분히 고려해서라면 상자나 신문지 등을 겹쳐 깔아 준다. 가온할 때는 뜨거운 물주머니(hot bag)나 전기담요가 좋지만 대용품으로 수통이나 빈 병에 물을 끓여서 넣은 것 또는 모래나 돌, 철물 등에 열을 가하여 헝겊에 싸서 사용할 수도 있다.

(5) 땀이 날 때

땀은 전신 피부의 땀샘에서 분비되는 수분인데, 이 수분 배설이 체온을 조절하는 데에 큰 역할을 한다. 허약자, 열성 질환, 호흡기 질환 등의 환자들이 땀을 많이 흘리는 것을 볼 수 있는데 온몸에서 땀을 흘리는 경우가 있고, 신체 일부에서 땀을 흘리는 경우가 있다. 환자가 땀을 많이 흘릴 때는 바깥바람을 쏘이거나 차게 하지 말고, 안면의 땀은 닦아 준다. 땀을 흘린 후에는 실내 온도를 20℃ 정도로 조절하고, 땀으로 젖은 옷을 벗기고 땀을 닦아 준 뒤에 마른 옷으로 갈아 입혀 준다.

(6) 환자를 담요로 싸는 방법

환자를 담요로 싸서 보온하는 것이 제일 좋은 방법이 될 수 있으며, 움직이는 데 별 지장이 없는 환자에게는 담요를 펴서 눕게 하고 발도 충분히 감싸 주면서 온몸을 덮어 준다. 의식이 불분명하거나 중증 환자인 경우에는 겹쳐 접은 담요를 환자 옆에 길이로 놓고 환자의 어깨와 엉덩이 부분을 들어 환자를 측면으로 세운 뒤 담요를 환자의 측면에 끼운 다음 다시 환자를 바르게 눕힌다. 이번에는 환자를 다시 반대편 방향으로 환자를 측면으로 세운다. 환자의 측면 아래로 삐져나온 담요를 잡아당겨 펴고 다시 환자를 원래 상태로 눕힌다. 이렇게 하면 환자의 아래쪽에 담요가 깔려 있는 상태가 되므로 환자의 얼굴만 내어놓고 발부터 어깨까지 담요로 푹 싸서 보온 조치를 한다.

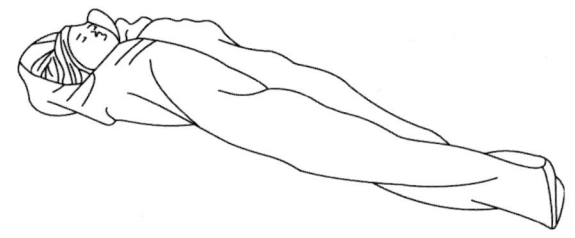

[그림 2-16] 담요로 보온하는 방법

3) 음료수

심한 체액 손실이나 출혈로 인해 체내에 수분이 결핍되게 되면 환자는 갈증을 호소하게 된다. 이런 경우 환자에게 음료수를 줄 것인가 말 것인가 하는 문제에 부딪히게 되는데 이때 군중의 압력 등으로 인하여 음료수를 함부로 주게 되면 환자는 갑자기 맥박이 불규칙해지고 의식을 잃게 된다든가 하는 등의 악화 상태를 급작스럽게 보이게 된다. 이는 돌이킬 수 없는 사태로까지 이어질 수 있는 중대한 문제가 된다. 음료수의 공급에 대한 판단은 절대로 음료수를 주어서는 안 되는 경우를 잘 파악하여 환자의 회복을 도와야 한다. 음료수를 제공할 때는 음료수의 종류, 양, 시간 간격 등을 신중히 생각해야 한다.

(1) 음료수를 절대 주어서는 안 되는 환자

의식이 없는 환자, 출혈이 심한 환자, 구토하는 환자, 복부손상 환자, 외견상 아무런 상처가 없어도 내장에 손상이 있을 것으로 짐작이 가는 환자, 속히 수술을 받아야 된다고 판단되는 환자는 절대 음료수를 주어서는 안 된다.

(2) 주어서는 안 되는 음료의 종류

알코올류는 주어서는 안 되며 카페인 등의 각성제가 함유되어 있는 음료나 약물들도 피해야 한다. 이러한 음료는 안색, 호흡, 맥박 등에 일시적인 회복기운을 보이게 함으로써 의사의 판단력을 흐리게 하는 원인이 된다. 이는 환자에 대한 방심으로 이어져 갑자기 일어나는 쇼크예방을 어렵게 하고, 2차적인 응급처치도 어렵게 하기 때문이다.

(3) 음료수를 주어도 되는 환자

일사병, 열사병, 고열 환자, 탈수 환자 등에게는 오히려 적극적으로 음료수를 공급해 주어야 한다.

5. 운반준비

1) 안정

어떠한 때라도 환자는 안정을 요한다.

(1) 구경하는 사람이 응급처치하는 데 방해가 되지 않도록 통제한다.

(2) 환자를 운반할 때는 서두르지 말고, 되도록 환자의 상처를 건드리지 않도
록 주의하면서 조용히 운반한다.

2) 증거물 및 소지품 보존

의사의 진단에 참고가 될 만한 물건, 배설물, 토물, 남은 음식물
이나 환자 발견 시 주위에 있던 약물, 환자의 소지품 등은 환자와
함께 보존하며, 환자와 같이 후송한다.

3) 처치기록표 부착

환자의 성명, 연령, 주소, 손상부위, 실시한 응급처치 등을 기록
한 처치 기록표를 환자에게 부착한다. 특히 대량 환자가 발생하였
을 경우에는 후송 시에 반드시 처치 기록표를 부착해 주어야 한다.

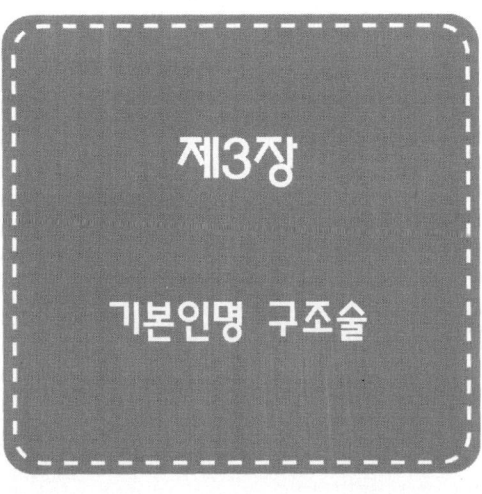

제3장

기본인명 구조술

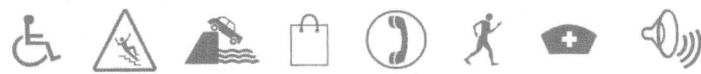

인체는 최소 단위인 세포로 구성되어 있고 생명을 유지하기 위해서는 이 세포에 계속해서 산소를 공해주어야 한다.

산소의 공급은 인체의 호흡계와 순환계의 작용으로 이루어진다. 호흡계는 생명유지를 위해 인체 내에 산소를 공급한다. 코와 입을 통해 흡입된 공기는 목, 기관을 경유하여 폐에 이르게 되는데 코와 입에서 폐에 이르기까지의 공기통로를 기도라 한다. 폐 내 의 공기 중 산소는 혈액에 흡입되어 순환계를 통하여 신체 각 부위의 세포로 운반된다. 호흡계나 순환계의 작용이 정지되거나 이상이 생길 경우 세포에의 산소공급이 감소되어 곧 사망할 수 있게 되는데 이때는 전문적인 의료처치를 받을 때까지 심폐소생술을 실시해야 한다.

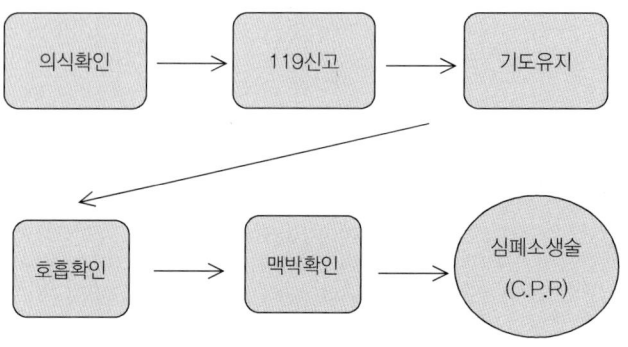

[그림 3-1] 기본인명 구조술의 처치 단계

1. 구조 호흡(Rescue Breathing)

　정상적인 호흡을 할 수 없거나 호흡이 약해져서 충분한 공기를 흡입할 수 없을 때 계속 산소를 공급해 주지 않으면 4~6분 뒤에 뇌사가 시작될 것이다. 이때가 바로 구조 호흡을 헤아 생명을 유지할 수 있다. 구조 호흡은 호흡정지나 호흡이 부적절한 환자의 폐 속으로 공기를 불어 넣어 주는 방법이다. 정상인의 호기가 구조 호흡에 적합하다는 사실이 알려진 후에 구조자가 환자의 입을 통하여 구조 호흡을 시행하는 구강 대 구강 법(mouth to mouth)과 구조자가 환자의 코를 통하여 구조 호흡하는 구강 대 비강 법(mouse to nose)이 응급상황에서 가장 적절한 호흡보조 방법으로 자리 잡게 되었다. 구강 대 비강 법은 입을 열 수 없거나 구강이 폐쇄되어 있는 환자, 심한 구강 내 손상 또는 이물질에 의하여 구강이 폐쇄된 환자에서만 시행하여야 한다. 기본인명 구조술에서 권장되는 호흡보조 방법은 구강 대 구강 법이다. 구조 호흡으로 환자에게 흡입시켜 주는 공기에는 16~18%의 산소를 함유하고 있는데 이는 환자의 생명을 유지시키기에 충분한 것이다.

〈표 3-1〉 호흡계통 응급환자의 구별 방법

문제점	증상	처치
호흡곤란	• 헐떡이고 쌕쌕거림 • 느리거나 빠른 호흡 • 깊거나 얕은 호흡	• 119, 1339에 연락 • 환자 관리
호흡정지	• 호흡의 증상이 없다	• 119, 1339에 연락 • 심폐소생술 실시
기도폐쇄 (부분폐쇄)	• 기침을 세게 한다. • 말을 할 수 있으나 숨소리가 거칠다.	• 기침 계속하도록 격려 • 기침을 계속하면 응급의료센터 연락
기도폐쇄	• 말도 못 한다. • 기침도 못 한다. • 호흡하지 않는다.	• 119, 1339 연락 • 복부 밀쳐 올리기, 손가락으로 꺼내기, 심폐소생술을 반복한다.

1) 배경과 원리

구조 호흡의 기술을 이해하려면 이에 관련된 용어와 개념을 먼저 알아 두는 것이 중요하다.

(1) 폐로 들여 마시는 공기 중에는 21%의 산소와 극히 미량의(0.04%) 이산화탄소가 포함되어 있고, 폐로부터 내보내는 공기 중에는 16%의 산소와 4.4%의 이산화탄소가 포함되어 있다.

〈표 3-2〉 안정된 공기 중 호흡의 성분변화

가스	흡기	호기
질소(N_2)	78%	79%
산소(O_2)	21.5%	16%
이산화탄소(CO_2)	0.04%	4.4%

(2) 정맥혈은 심장의 우심실에서 폐로 보내져 산소를 취하고, 탄산가스를 체외

로 내보낸다.

(3) 산소를 취한 혈액(폐 정맥혈)은 심장의 좌심방·좌심실로 보내지며, 여기에서 펌프 작용으로 신체의 각 기관과 조직으로 동맥혈을 보낸다.

(4) 동맥혈은 신체 각 조직에 산소를 공급하고, 탄산가스를 취하여 다시 심장의 우심방과 우심실로 정맥혈이 되어 되돌아온다.

(5) 우리 몸의 조직 가운데 특히 뇌는 다른 어떤 조직보다도 많은 양의 산소를 필요로 한다. 일반적으로 산소가 풍부한 혈액이 뇌 조직에 4-6분 정도 차단되면 뇌 조직은 치명적인 손상을 입게 된다.

(6) 호흡과 혈액 순환이 정지된 상태를 '임상적 사망'이라고 한다.

(7) 산소를 함유한 혈액이 뇌에 6분 이상 공급되지 못하면 뇌 조직에 돌이킬 수 없는 손상이 발생하게 되는데, 이를 '생물학적 사망'이라고 한다.

(8) 호흡이 정지되어도 혈액순환과 맥박은 잠시 동안 계속되는데, 이 상태를 호흡정지라고 한다. 이 경우에는 뇌와 신체의 다른 부분에 혈액을 순환시키는 심장의 작용은 계속되고 있으므로 전문가는 구조 호흡만이 요구되고 일반인은 심폐소생술을 실시한다. 호흡정지의 통상적인 원인은 익수, 감전, 질식, 목 졸림, 약물과용 등이다.

(9) 호흡정지와 동시 또는 직후에 순환정지가 일어난다. 순환이 정지되면 맥박이 없어지는데 이것을 심장정지라 한다. 심장정지가 일어나면 혈액에 산소를 공급하는 구조 호흡과 혈액을 뇌와 기타 신체로 보내기 위한 흉부압박을 동시에 행하는 심폐소생술을 실시한다.

2) 구조 호흡의 실시

구조 호흡은 기도의 개방과 호흡의 회복이며 거의 모든 단계에서 다른 사람의 도움이나 부수적 장치의 필요 없이 재빠르게 실시할 수 있다.

기본 단계는 기도폐쇄 및 호흡의 부적절 또는 호흡부전 등에 대한 응급처치이며, 호흡의 부적절은 기도폐쇄 또는 호흡부전에 의하여 초래될 수도 있다. 기도폐쇄로 인하여 호흡 장애를 일으키고 있음을 알기 어려운 경우가 많다. 어떤 경우에는 몹시 힘들게 호흡을 하거나, 씩씩대거나, 거르릉거리는 소리를 내거나, 가쁜 숨을 쉬고 있는 모습으로 기도의 장애를 인지하기도 한다.

호흡부전의 특징으로는 호흡하려고 애쓰지 않으며, 가슴이나 상복부가 움직이지 않고 코나 입을 통한 공기의 흐름을 인지할 수 없다. 이 과정에서 전문가에서는 구조 호흡이 필요하다. 구강 대 구강 법은 불필요한 행동으로 시간을 지연시키는 일이 없는 방법이기 때문에 구조 호흡법 중 가장 효과적이다.

(1) 구강 대 구강 법(Mouth to Mouth method)

처치자의 호기를 이용하여 환자의 폐 속으로 공기를 불어 넣는 방법으로 가장 많이 이용하는 방법이다. 기도를 개방한 후, 최초에는 연속으로 2회를 충분히 불어 넣기를 한 다음, 호흡과 맥박을 확인하고 계속적으로 호흡하는 징후가 없을 경우에 분당 약 10~12회 정도의 속도로, 1회에 약 500~600㎖ 정도를 환자에게 불어 넣는다. 그러나 환자가 독성화학물질을 섭취 또는 흡입한 경우에는 구강 대 구강법이 아닌 용수·기구 구조 호흡법을 적용하는 것이 용이할 것이다.

① 구조 호흡

부상자가 발견되면 먼저 안전한 상황인지 살펴보고 무슨 일이 일어났는지 알아내기 위해 현장조사를 한다. 그 다음 기도개방, 호흡확인, 맥박 확인(A B C: Airway, Breathing, Circulation)의 1차 기본조사를 한다.

가. 의식유무확인

환자의 어깨를 두드리거나 가볍게 흔들면서 "괜찮습니까?"하고 물어보아 의
식유무를 확인한다.

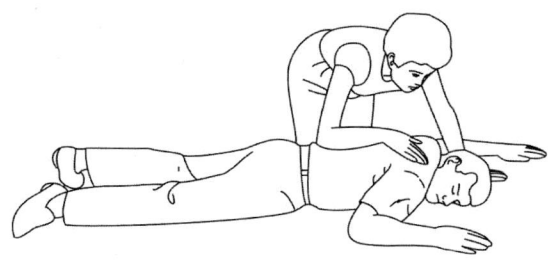

[그림 3-2] 이식 확인

나. 도움요청

환자가 반응이 없을 때는 도와 달라고 외친다. 1차 기본조사를 한 뒤 응급의
료서비스 기관에 전화연락을 부탁할 사람을 찾기 위한 것이다.

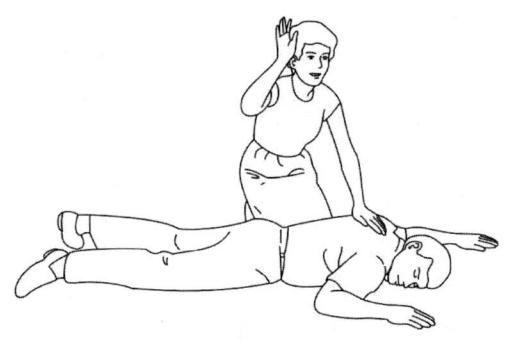

[그림 3-3] 도움요청

다. 자세교정

환자를 똑바로 눕혀 신체의 뒤틀림이나 부상의 악화를 방지한다.
환자의 자세를 교정하기 위하여
가) 환자의 엉덩이와 어깨 중간쯤에 환자의 얼굴을 보며 무릎을 꿇고 앉는다.
나) 필요한 경우 환자의 두 다리를 곧게 편다.

다) 환자의 팔을 처치원 쪽으로 당겨 환자의 머리 위로 뻗쳐 놓는다.

라) 몸을 굽혀 한 손은 환자의 어깨를 다른 한 손은 엉덩이를 잡는다.

마) 환자를 천천히 끌어당기면서 돌려놓는다.

바) 환자를 똑바로 눕힐 때 어깨를 잡았던 손으로 환자의 목과 머리 뒷부분을 받친다.

사) 처치원 쪽에 있는 환자의 팔을 환자 옆에 나란히 놓는다.

※ 환자의 자세 교정은 신속하게 하고 10초 이내에 해야 한다.

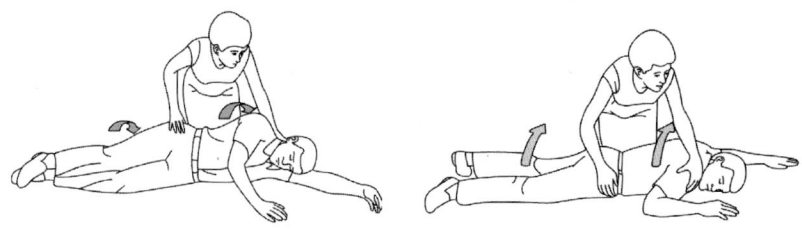

[그림 3-4] 자세교정

라. 기도개방

가) 두부후굴 - 하악거상법(head tilt - chin lift maneuver)

머리 뒤로 젖히기/턱 끌어올리기를 사용하여 기도를 개방하는 것이 가장 유용하다.

(가) 처치원의 한 손으로 환자의 이마를 눌러 머리를 뒤로 밀어 주고 다른 한 손의 인지와 중지를 사용하여 환자의 턱을 위로 끌어 올린다.

(나) 턱을 받쳐 주는 손가락이 턱 주위에 연부조직을 압박하면 오히려 기도가 폐쇄될 수 있으므로 반드시 하악골을 받쳐 주도록 해야 하며 엄지손가락으로 턱을 밀어서는 안 된다.

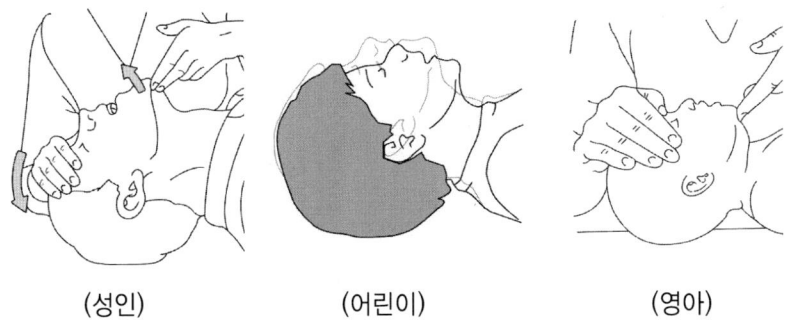

|(성인)|(어린이)|(영아)|

[그림 3-5] 성인, 어린이, 영아 기도유지

▷ 성인(8세 이상): 턱과 귀가 바닥과 직각(90도)

▷ 어린이(8세까지): 성인과 유아의 중간(45도)

▷ 영아(12개월): 중립 상태(수평)

마. 호흡유무 확인(10초 이내) - 보고, 듣고, 느낀다.

환자의 가슴이 움직인다고 호흡을 하는 것은 아니기 때문에 반드시 눈으로는 가슴의 움직임을 보고, 귀로는 숨소리를 듣고, 뺨으로는 내쉬는 공기를 느낀다.

바. 2회 충분히 불어 넣기

가) 호흡이 없으면 자연스런 호흡으로 매회 1초씩 2회를 불어 준다.

나) 1회 구조 호흡 시 성인에게는 보통 500~600mℓ 정도 공급한다. 영아에게는 성인의 반 정도를 불어 넣는다.

다) 실제 상황에서는 구조 호흡을 실시할 때 정확한 량을 측정할 수가 없기 때문에 실시하면서 항상 가슴이 부풀어 올라오는 정도까지만 공급한다.

라) 성인과 어린이는 코를 막고 입에 공기를 불어 넣고, 영아는 코와 입에 동시에 불어 넣는다.

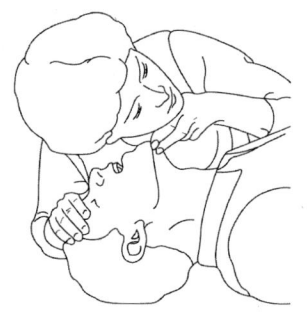
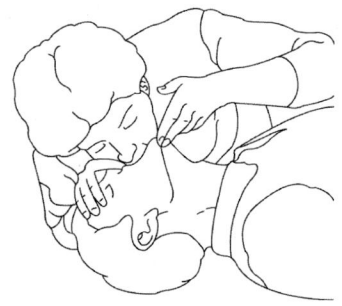

[그림 3-6] 호흡확인 　　　　　[그림 3-7] 2회 연속 불기

사. 맥박 확인(10초)

일반인들은 맥박 확인을 하지 않으며, 호흡이 없고 가슴의 움직임이 없으면 맥박이 없는 것으로 판단한다. 그러나 숙달된 처치원이라면 중지와 검지로 목 옆의 홈에 대고 경동맥을 촉진한다. 엄지로 촉진하면 처치원 자신의 맥박이 느껴질 수 있기 때문에 사용해서는 안 된다.

가) 성인, 어린이: 경동맥 촉진

나) 유아: 상완동맥 촉진

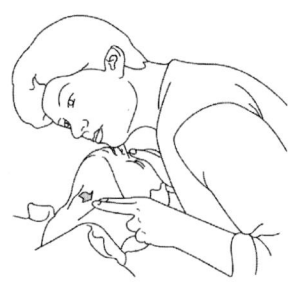
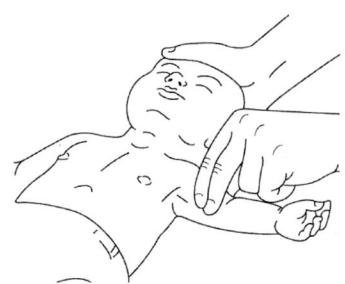

[그림 3-8] 성인 맥박 확인 　　　　[그림 3-9] 영아 맥박 확인

아. 응급의료기관에 연락(2단계에서 응급의료기관에 연락이 안 된 경우)

맥박을 확인하고 나면 응급의료서비스 기관에 전화연락을 할 사람에게 환자의

상태에 대해 충분한 설명을 하여 환자의 의식유무, 호흡, 맥박 등의 정보를 응급의료서비스 기관에 전하게 한다.

자. 심폐소생법 실시

구조 호흡을 2회(1초/1회) 실시한 뒤 환자의 가슴의 움직임과 맥박을 확인한다. 환자의 상태가 호흡이 없으면 일반인들은 맥박이 뛰지 않는 것으로 판단하고 심폐 소생술을 바로 실시한다.

(2) 구조 호흡의 실시 시간

① 호흡이 회복될 때까지
② 의료인 및 구급요원에게 인계될 때까지
③ 다른 사람과 교대할 때까지
④ 처치원이 지쳐서 도저히 못 할 때까지(최소 30분 이상 실시한다).

(3) 구조 호흡 시 주의 사항

① 1회 호흡 시 반드시 가슴의 움직임을 확인하라.
(움직임이 없다면 기도폐쇄나 불완전 기도개방이기 때문에 계속 실시하면 위 팽만이 일어난다)
② 중단 없이 연속동작으로 실시하라.
③ 과호흡하지 말 것(위 팽만으로 구토 유발/심장으로 정맥환류 방해)
④ 구토 시 환자를 옆으로 눕혀(회복자세) 구토 물을 제거한 후 계속 실시
⑤ 확인 과정에서 맥박이 뛰지 않으면 바로 심폐소생술로 전환하라.
⑥ 호흡 회복 후 반드시 의사의 진료를 받도록 할 것(합병증 예방)

(4) 특별한 경우의 구조 호흡

① 구토하는 경우

구조 호흡을 실시하는 경우 가끔 환자가 구토를 일으키는 경우가 발생한다. 이때에는 환자의 머리와 몸을 옆으로 돌려(회복자세) 오물이 입 밖으로 완전히 나오도록 한 후 다시 처치를 반복한다.

② 위 팽창

기도개방이 불완전하거나, 너무 많은 양의 공기를 공급하여 폐로 들어가지 못한 공기가 위로 유입될 때, 그리고 길고 부드럽게 구조 호흡을 하여야 하는데 너무 빠르게 공기를 불어 넣을 때 흔히 위 팽창을 일으킨다. 이는 어린이에게서 잘 일어나지만 성인에 있어서도 간혹 일어날 수 있다. 위의 팽창이 심하면 다음의 위험한 상황이 일어날 수 있다.

가. 확장된 위 때문에 횡격막이 올라와 양측 폐의 하부를 압박하여 구조 호흡의 효과를 감소시킨다.

나. 횡격막이 올라와 심장과 큰 혈관의 위치를 변형시켜 정맥 환류를 방해한다. 또한 확장된 위는 복부 장기를 압박하며 정맥환류 및 궁극적으로 심장의 박출량을 감소시킨다. 결과적으로 확장된 위는 순환에 방해가 된다.

다. 확장된 위 속의 내용물은 갑자기 역류되기 쉬운데, 이때 액체 상태의 내용물이 인후에 올라가 이것이 폐나 기관 내에 들어가면 구조 호흡을 방해할 수가 있다.

호흡을 방해할 정도의 위 팽창 시에는 즉시 처치해야 한다.

위 팽창을 일으킨 무의식 환자의 경우, 처치원은 환자를 옆으로 눕히고 상 복부를 가볍게 눌러 위 속의 가스를 배출시켜야 한다. 위를 누르기 전에 머리를 받쳐 위속의 가스와 함께 나오는 위의 내용물과 위액이 폐로 들어가지 않도록 주의한다. 입을 닦아 내고 구조 호흡을 계속한다.

③ 코에 불어 넣기(구강 대 비강 법)

입으로 불어 넣기가 불가능한 경우, 즉 사고로 인하여 입을 벌릴 수 없거나, 입 주위가 너무 지저분할 때에 사용한다. 방법은 구조 호흡 시 환자의 입을 막고 코에 처치원의 입을 대고 실시한다. 그런 다음 환자의 입을 벌려 환기를 시킨다.

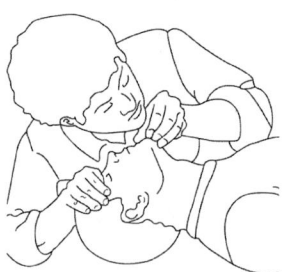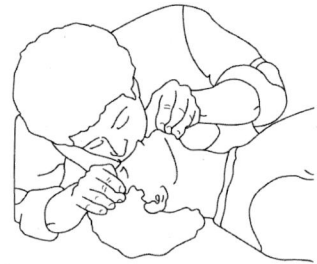

[그림 3-10] 구강 대 비강 법

④ 기문(Tracheal stoma)에 불어 넣기(구강 대 기문 구조 호흡)

이 방법은 후두 절개 술을 받은 환자에게 주로 이용된다. 기문은 목의 전면 중앙에 위치하고 있으며 영구적이다. 이런 환자의 상태를 파악하지 못하여 일반적인 구조 호흡을 실시한다면 입이나 코로 들어가는 공기는 환자에게 별 도움이 되지 않는다. 구조 호흡 시에는 공기가 새는 것을 방지하기 위하여 한 손으로는 환자의 코와 입을 막고 실시하고 환자가 숨을 내쉴 때에는 코와 입을 개방한다.

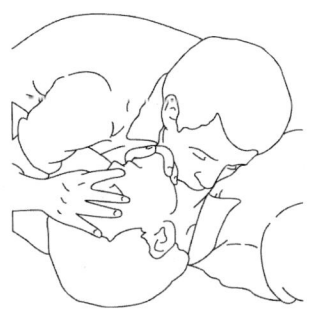

[그림 3-11] 구강 대 기공불기

〈표 3-3〉 기본인명 구조술 실시요령

순 서	방 법
1. 의식 확인	• 환자 옆에 앉아 가볍게 어깨를 두드리면서 "괜찮습니까?" 하고 물어본다.
2. 도움요청	• 환자가 반응이 없을 때는 도와 달라고 주위에 외친다.
3. 자세교정	• 신체의 뒤틀림이나 부상의 악화를 방지하면서 자세 교정을 한다. • 환자의 엉덩이와 어깨 중간쯤에서 환자의 얼굴을 보며 무릎을 꿇고 앉는다. • 필요한 경우 환자의 두 다리를 곧게 편다. • 환자의 팔을 처치자 쪽으로 당겨 환자의 머리 위로 뻗쳐 놓는다. • 몸을 굽혀 한 손은 환자의 어깨를 다른 한 손은 엉덩이를 잡는다. • 환자를 천천히 끌어당기면서 돌려놓는다. • 환자를 똑바로 눕힐 때 어깨를 잡았던 손으로 환자의 목과 머리 뒷부분을 받친다. • 처치자 쪽에 있는 환자의 팔을 환자 옆에 나란히 놓는다. • 환자의 자세교정은 가능한 한 신속하게 하는 것이 중요하다(10초 이내).

4. 기도개방	• 즉각적인 기도 개방은 환자를 소생시키기 위하여 가장 중요한 것이다. • 환자의 머리 쪽에 있는 처치자의 손을 환자의 이마 위에 얹고 손바닥으로 눌러 머리를 뒤로 젖힌다. • 다른 손의 손가락을 환자의 아래쪽 턱뼈 밑에 대고 턱을 앞으로 끌어 올린다. • 위아래의 이가 거의 맞닿을 정도까지 턱을 끌어올린다. 이때 환자의 입이 닫히지 않도록 엄지손가락을 이용하여 입이 벌어지도록 한다. 턱밑의 연한 조직을 누르게 되어 기도가 막힐 수 있으니 이 부위가 눌리지 않도록 한다.
5. 호흡확인	• 호흡 검사(보고, 듣고, 느껴서 한다). • 약 10초 이내에 검사한다.
6. 2번 충분히 불어 넣기	• 환자가 호흡을 하지 않으면 환자의 폐 속으로 공기를 불어 넣어 준다(약 500~600 ㎖ 정도). • 기도를 개방시킨 상태에서 환자의 이마를 누르고 있는 손의 엄지와 검지로 환자의 코를 부드럽게 잡아 막는다. • 처치자는 자연스럽게 공기를 들여 마신 후 환자의 입에 자기의 입을 공기가 새지 않도록 밀착시킨 후 환자의 입 속으로 공기를 불어 넣는다. • 불어 넣을 때는 매회 1초 정도로 두 번을 불어 넣는다.(성인: 10~12회/분, 소아 및 영아: 12~20회/분) 공기를 불어 넣으면 환자의 가슴이 올라오고 입을 떼면 가슴이 내려가는지 살펴보고, 가슴이 내려갈 때 공기가 빠져나가는지를 보고, 듣고, 느낀다.
8. 전문의료 서비스 기관에 연락	• 호흡/맥박 검사를 한 뒤 전문의료 서비스 기관에 연락한다.
9. 심폐소생법 실시	• 2회의 인공호흡을 시행한 후에 즉시 흉부압박과 구조호흡을 실시한다. • 흉부압박과 구조호흡의 비율은 30:2로 시행한다. • 2분 동안 5cycles이 되도록 시행한다.

2. 기도폐쇄(Upper airway obstruction)

1) 기도폐쇄의 원인

기도 폐쇄의 주요한 원인으로는

　　(1) 혀가 뒤로 쳐져 기도를 막고 있을 경우
　　(2) 목의 조직이 부어 있는 경우

(3) 음식을 먹으면서 술을 마실 때(술은 음식 삼키는 것을 도와주는 신경을 무디게 한다)

(4) 의치를 했을 때(의치를 하면 음식을 씹고 삼킬 때 그 크기를 감지하기 어렵다)

(5) 흥분해서 이야기하며 음식을 먹거나, 웃으면서 음식을 먹을 때, 또는 너무 빨리 음식을 먹을 때

(6) 입에 음식물이 있는 상태에서 놀거나 운동할 때

등이며, 일상생활에서 주로 기도가 막히는 일은 식사 중에 많이 일어난다. 성인의 경우에는 육류가 흔히 기도를 막는 이물질이지만, 어린이의 경우에는 음식물뿐만 아리나, 여러 가지 종류의 이물질로 인해 기도가 막힌다. 이때의 위급 상태는 흔히 심장마비로 오인되는 경우가 많고, 말이나 기침을 제대로 하지 못하고 얼굴이 파랗게 변하는 청색증이 나타나며 숨쉬기 힘들어하는 증상이 나타나므로 기도가 막힌 것을 알 수 있다.

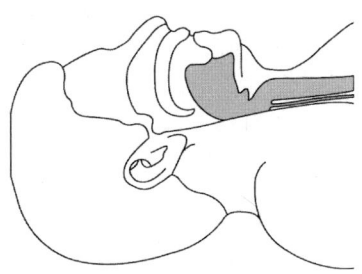

[그림 3-12] 기도폐쇄(혀가 뒤로 쳐져
기도가 막힌 경우)

2) 기도폐쇄의 징후와 증세

기도 폐쇄는 무엇보다도 빨리 발견하는 것이 중요하다. 기도폐쇄를 졸도, 뇌일혈, 심장마비, 기타 갑작스러운 호흡 장애를 일으킬 수 있는 상태와 혼돈하지 않는 것이 중요하다. 이물질은 부분적 기도폐쇄와 완전 기도폐쇄 두 가지 종류의 기도폐쇄를 일으킨다. 부분적 기도 폐쇄의 경우에는 호흡을 계속할 수도 있고 혹은 호흡곤란으로 고통을 받을 수도 있다. 환자는 대부분의 경우에 의식이 있으면, 자신의 목을 움켜잡으며 목이 막혔다는 신호를 보낸다('V' – neck sign).

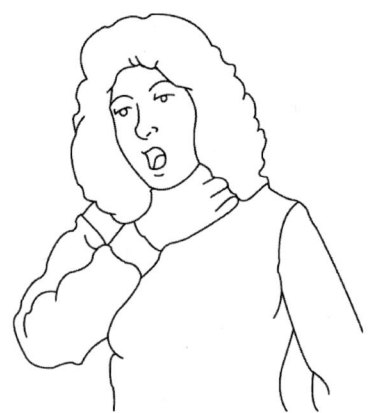

[그림 3 - 13] 'V' neck sign

(1) 기도폐쇄

환자가 자력으로 호흡할 수 있는 경우에 이물질을 뱉어 내려고 기침을 세게 하게 된다. 그 기침 사이의 호흡은 씩씩거리는 소리가 들릴 정도로 아주 거칠다. 이때 처치자는 환자를 좀 더 격려하여 기침과 호흡을 계속하면서 이물질을 뱉어 내도록 격려만 해 주면 된다. 그러나 환자의 노력에도 불구하고 제거가 되지 않으면 응급의료기관에 연락한 후 바로 응급처치를 한다.

기도 폐쇄물을 제거하기 위한 방법으로는 '하임리히법'이 잘 알려졌다. 하임리히법은 복부를 밀쳐 올리는 방법으로는 이는 복부 속의 장기를 밀어올림으로써 순간적으로 폐의 공기 발산을 유도하는 방법이다

① 성인, 어린이 경우 – 복부 밀쳐 올리기

복부 밀쳐 올리기를 다음과 같이 실시한다.

가. 환자를 세우거나 앉힌 뒤, 환자 뒤에 서서 환자의 허리를 팔로 감고 한손은 주먹을 쥔다. 주먹 쥔 손은 엄지손가락 부분이 배꼽 위와 흉골 아래쪽 끝 사이의 복부중앙에 오도록 한다.

나. 다른 손으로 주먹을 감싸 쥐고 환자의 배를 앞에서 뒤로 힘껏 누르면서 위쪽으로 당긴다.

다. 이물질을 제거하기 위해서는 밀쳐 올리기를 한 번씩 확실하게 시도해야 한다.

라. 5회를 연속동작으로 반복한다.

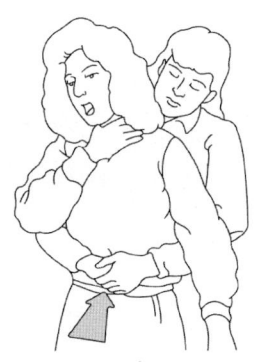

[그림 3-14] 기도폐쇄 시 복부 밀쳐 올리기

② 임산부, 비만의 경우 - 흉부압박

환자가 임산부처럼 보이거나 비만하여 복부 밀쳐 올리기 방법이 불가능할 때 흉부(가슴)압박을 한다. 환자가 의식이 있는 경우 다음의 순서대로 실시한다.

가. 환자 뒤에 서서 환자의 다리 사이로 처치원의 한쪽 다리를 넣는다.

나. 환자의 겨드랑이 사이로 손을 넣어 가슴중앙(흉골)에 주먹을 댄다.

   이때 주먹이 반드시 가슴 중앙에 위치해야만 합병증(예로, 늑골 골절)을 예방할 수 있다.

다. 다른 손으로 주먹을 감싸 쥐고 안쪽으로 순간적인 압박을 가한다.

라. 5회를 연속 동작으로 반복한다.

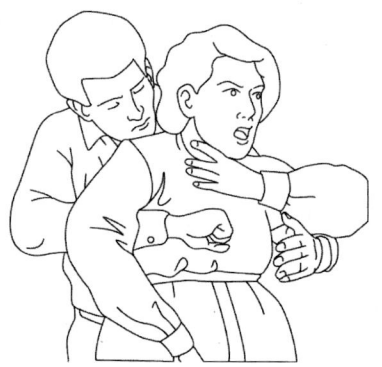

[그림 3 - 15] 기도폐쇄 시 흉부압박

③ 혼자 있을 때 기도폐쇄가 일어날 경우

기도가 막혔을 때 주위에 도와줄 사람이 없으면 혼자서 복부 밀쳐 올리기를 실시한다.

가. 한 손은 주먹을 쥐고 엄지손가락 부분이 배꼽 바로 위와 흉골 아래 끝 사이의 복부 중앙에 오도록 한다.

나. 다른 손으로 주먹을 잡고 빨리 밀쳐 올린다. 또는 몸을 앞으로 숙이고 의자 등받이, 싱크대 난간과 같이 딱딱한 것으로 복부를 누를 수 있다.

다. 이때 주의할 점은 끝이 뾰족한 물체의 모서리에 몸을 숙이면 상처를 입을 수 있으니 잘 살펴보아야 한다.

④ 영아의 기도폐쇄 응급처치

만일 영아가 기침을 할 수 없고, 숨 쉬지 못하고, 울지 못할 때 1차 기본조사를 실시하고 응급의료서비스기관에 연락한 후 기도폐쇄에 대한 응급처치를 실시한다.

가. 등 두드리기 5회 실시

가) 엄지와 기타 손가락 사이로 턱을 잡는다.
나) 손가락으로 영아의 머리와 목의 뒷부분을 받치기 위하여 처치원의 다른 손을 처치원 쪽에 있는 영아의 견갑골 밑으로 넣는다.
다) 영아를 엎어 처치원의 전박부에 올려놓는다.
라) 엄지와 기타 손가락 사이로 영아의 턱을 꽉 잡고 그 손으로 영아의 머리와 목을 받친다.
마) 처치원의 팔을 대퇴부 위로 내린다. 이때 영아의 머리가 영아의 가슴보다 낮게 하여야 한다.
바) 손 꿈치로 영아의 양 견갑골 사이를 세게 5회 두드린다.

나. 가슴압박 5회 실시

가) 영아가 처치원의 두 손 및 전박 사이에 끼도록 등을 두드렸던 손 및 전박을 영아의 머리와 등에 댄다.
나) 손가락으로 영아의 머리와 목의 뒷부분을 받친다.
다) 한 손으로 영아의 목, 턱, 가슴을 받치고, 다른 손 및 전박으로 등 쪽을 받친다.
라) 영아를 돌려 얼굴이 보이게 한다.
마) 영아의 등을 받치고 있는 팔을 대퇴부 위에 내려놓는다. 영아의 머리가 영아의 가슴보다 낮게 한다(아기가 크거나 처치원의 손이 작아 받칠 수 없을 때는 아기를 머리가 가슴보다 낮게 하여 처치원의 무릎 위에 올려놓는다).
바) 영아에게 가슴압박을 하기 위하여 영아의 가슴 위에 정확한 위치를 찾는다. 아기의 가슴 위에 양 젖꼭지를 잇는 선을 가상한다. 그 선 바로 밑의 흉골 위에 약지를 댄다. 연이어 검지와 중지를 대고 나서 약지를 뗀다. 영아 흉골 끝의 검상돌기가 만져지면 손가락을 위쪽으로 조금 옮긴다. 손가락은 영아의 흉골과 같은 방향으로 놓여야 한다.
사) 두 손가락으로 흉골을 2cm 정도 누른다. 그런 다음 흉골이 제자리에 오도록 힘을 뺀다. 그러나 손가락이 흉골에서 떨어지지 않게 해야 한다. 이

렇게 하여 5회를 압박한다.

아) 이물질이 나올 때까지 등 두드리기와 가슴누르기를 계속한다.

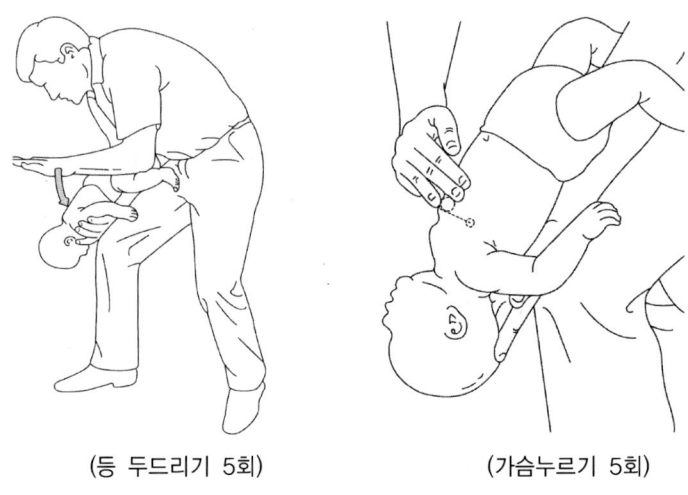

(등 두드리기 5회)   (가슴누르기 5회)

[그림 3-16] 영아의 기도폐쇄 응급처치

(2) 기도 폐쇄물의 제거

복부 밀쳐 올리기를 통해 기도에서 빠져 나온 이물질은 '손가락으로 이물질 꺼내기'의 방법으로 제거한다. 이러한 방법을 사용하는 요령과 순서는 다음과 같다.

① 손가락으로 꺼내기

이물질이 보이거나 이물질이 있다는 의심이 들면 손가락으로 꺼내기를 한다.

가. 환자의 기도를 열고 손가락으로 이물질을 꺼내려면 먼저 엄지손가락과 나머지 손가락으로 혀와 아래턱을 함께 잡고 입을 열어 주어야 한다.

나. 손가락을 입의 가장 자리로 들어가 갈고리 형태로 이물질을 꺼낸다.

다. 이물질을 제거할 경우에 자칫 이물질이 더 깊이 들어가지 않도록 주의해야 한다.

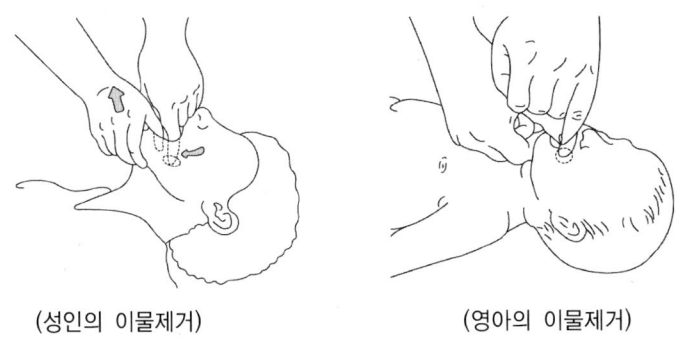

(성인의 이물제거)   (영아의 이물제거)

[그림 3-17] 입 안의 이물질 제거

3. 심폐소생술(Cardio Pulmonary Resuscitation)

심장이 정지한 사람에게는 반드시 심폐소생술(CPR)을 실시해야 한다. 1960년대 미국 볼티모어 연구단체(Baltimore researcher)에 의해 적절한 구조호흡과 흉부압박은 심정지 환자의 생명을 연장시킬 수 있다는 연구발표가 있은 이후 미국 심장협회(American Heart Association)에서 이를 더욱 보완하여 오늘날까지 발전시키게 되었다. 심폐소생술의 두 가지 목적은, 환자의 폐에 공기를 불어 넣고 가슴압박을 해줌으로써 첫째, 산소를 공급하는 폐의 기능을 유지시켜 주고, 둘째, 혈액순환을 유지하여 뇌·심장, 기타 신체부위에 산소가 운반되도록 해 준다. 심폐소생술의 실시가 지연되면 전문의료 서비스요원이 혈액순환을 회복시킬 수 있는 가능성은 감소된다. 뇌 세포는 산소공급이 중단된 지 4~6분만 지나게 되면 파괴되기 시작한다. 그렇기 때문에 심장을 다시 박동하게끔 할 수 있는 가능성을 높이기 위해서 최대한 빨리 심폐소생술을 시작하는 것이 필수적인 현장에서의 처치이다.

1) 사망의 과정

사망의 과정은 심정지가 발생한 이후부터 시작된다. 심정지가 발생한 직후의 상태를 임상적 사망이라 하며, 조직이 비가역적으로 손상되어 회복될 수 없는 상태를 생물학적 사망이라고 한다. 심폐소생술의 의의는 임상적 사망 상태의 환자를 소생시키는 것이다. 임상적 사망은 호흡, 순환 및 두뇌 기능이 정지된 상태이지만, 혈액순환이 회복되면 심정지 전의 중추신경 기능을 회복할 수 있는 상태를 말한다. 임상적 사망 상태에 있는 환자는 외부의 자극에 반응하지 않고 동공이 산대되며, 반사 기능이 소실되어 외견상 사망한 것처럼 보인다. 임상적 사망의 기간은 심정지 상태에서 대뇌가 비가역적인 손상을 받지 않고 견딜 수 있는 4～6분에 불과하므로, 임상적 사망 상태에서 심폐소생술이 시작되지 않고 4～6분이 경과하면 생물학적 사망으로 전환된다. 임상적 사망의 지속시간은 심정지가 발생하기 전에 신체 상태에 따라서도 달라진다. 즉 심정지가 발생하기 전에 만성질환을 앓고 있었거나 고령인 환자에서는 이미 조직의 손상이 진행되어 있는 상태에서 심정지가 발생하였으므로, 심정지 후 4-6분 이내에도 생물학적 사망으로 진행할 수 있다. 반면 소아환자나 저체온 상태의 환자에서는 심정지 후 상당한 시간이 경과한 후에도 생물학적 사망으로 진행되지 않을 수 있다.

2) 생물학적 사망 및 뇌사

생물학적 사망은 개체 내 대부분의 세포가 비가역적 손상을 받아서 다시는 소생될 수 없는 상태를 지칭한다. 각 조직의 비가역적 손상은 개체의 생물학적 사망을 초래하게 된다. 특히 뇌는 다른 조직보다 쉽게 손상되므로 심폐소생술을 효과적으로 시행하였어도 뇌 이외의 장기는 기능을 회복하고 뇌 기능은 회복되지 않는 경우가 발생할 수 있다. 원인에 관계없이 뇌 이외 장기의 기능은 유지되고 있으나 대뇌가 비가역적으로 손상된 상태를 뇌사라고 한다.

(1) 심폐소생술의 주의사항

심폐소생술을 실시할 경우에 흉부를 압박한다고 하는 것은 늑골과 흉골 등의 골절을 유발할 가능성이 있다는 것이므로, 정확한 적용 기술을 숙지하지 않으면 안 된다. 아래 열거한 것들은 흉부 압박과 구조 호흡을 올바로 실시하기 위한 중요한 사항들이다.

① 다음과 같은 경우 이외에는 어떠한 이유로도 심폐소생술을 5초 이상 중단하면 안 된다.
가. 전문의료 서비스 요원이 도착하여 인계를 받은 경우
나. 불가피하게 환자를 운반하여야 할 경우에도 30초 이상을 초과하지 않도록 한다.
② 환자가 안정되었거나 운반을 위한 준비가 완료되었을 때 또는 운반 도중에는 심폐소생술을 수행할 수 있는 준비가 완료될 때까지는 환자를 좀 더 편안하게 하고 움직이지 말라.
③ 흉골 끝에 있는 검상돌기를 직접적으로 압박하면 안 된다. 검상돌기는 복부 아래로 연장되어 있기 때문에, 이것을 압박하면 간 열상을 초래하여 심한 내출혈을 야기할 수도 있다.
④ 압박의 반복 동작은 '완전 압박·완전이완'이지만, 압박 시에 손 꿈치

가 계속 흉부에 접촉은 하고 있어야 한다.

⑤ 압박 동작 시에 처치자의 손가락이 환자의 늑골에 닿게 하면 안 된다. 이를 피하려면 양 손의 손가락을 깍지 끼고 손가락 끝을 들어 주면 된다. 이것은, 처치자의 손가락으로 인하여 늑골이 압력을 받거나, 늑골 측면이 압력을 받으면 '늑골 골절'이나 '늑연골의 분리'가 야기될 가능성이 크기 때문이다. 또한, 환자의 혈액순환이 적절하게 시켜 줄 수가 없기 때문이기도 하다.

⑥ 흉부를 압박할 때는 항상 부드럽고, 리드미컬한 동작으로 해야 한다. 압박은 유연하고, 규칙적으로, 중단이 없이(반복 주기의 50%는 압박, 50%는 이완이어야 한다) 행해져야 하는데, 이것은 빠르게 찌르는 것처럼 압박을 행할 경우 환자가 부상을 입을 가능성이 커지게 되고, 혈류가 급격한 분사식 흐름을 보이게 되어 적절한 혈액순환을 못 시켜 주기 때문이다.

⑦ 흉부압박을 실시하는 동안 간혹 호기 소생법 도중에 팽만해진 복부를 감압하기 위하여 복부에 계속적인 압력을 주면 안 된다. 이러한 행동은 위장에 들어가 있는 공기가 위 점막을 자극하여 구토를 유발할 수도 있기 때문이다.

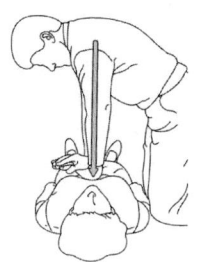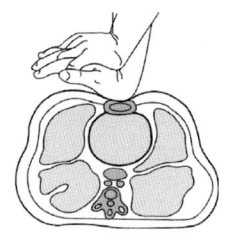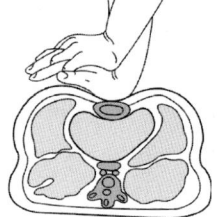

[그림 3-18] 흉부압박 요령

(2) 심폐소생술의 실시방법

심폐소생술은 '1인 법'과 '2인 법'이 있으며, 2인 법이 효과적이다.

① 1인 심폐소생술

한 사람의 처치자가 인공호흡과 흉부압박을 모두 시행하여야 하는 방법으로서 처치자는 재빨리 환자의 자세를 교정하고 구조호흡과 흉부 압박을 동시에 실시하여야 한다.

한 사람이 시행하는 만큼 숙련된 기술이 요구된다. 이 방법은 최초에는 2회를 연속으로 불어 넣고(구조 호흡의 방법과 동일), 가슴의 움직임이 없으면 성인은 1분에 100회 속도로 흉부를 압박해 주는 방법이다. 즉 불어 넣기와 흉부 압박의 비율을 30:2로 하여 2분당 5주기를 행하면 된다. 흉부 압박 깊이는 '4~5cm' 정도를 유지시킨다.

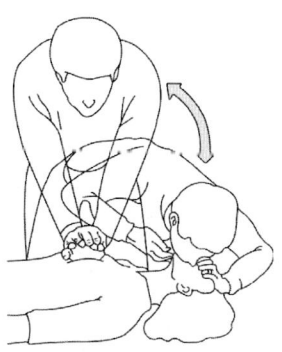

[그림 3-19] 1인 심폐소생술

② 처치자가 두 명일 때

불어 넣기와 흉부압박을 두 명이서 실시한다는 것 이외에 나머지 방법은 '처치자가 한 명일 때'와 동일하다. 제1의 처치자는 2회 연속 불어 넣기를 담당하고, 제2의 처치자는 흉부압박 30회를 담당하면 된다. 처치자가 두 사람이니만큼 처치자 상호 간의 협력이 상당히 중요하다. 실시비율은 제1의 처치자 : 제2의 처치자가 각각 불어 넣기 2회 : 흉부압박 30회의 비율로 반복하면 된다.

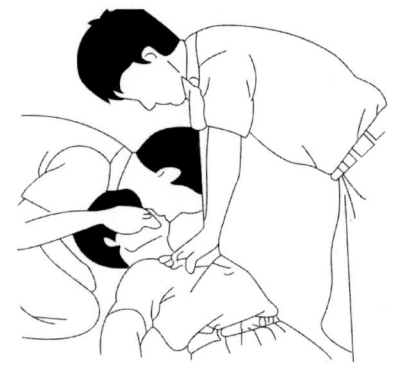

[그림 3-20] 2인 심폐소생법

〈표 3-4〉 일반인 구조자의 심폐소생술 요약

① 1명의 구조자가 반응이 없는 심정지 상태의 유아나 소아를 발견하면, 5주기(약 2분)의 흉부압
박과 인공호흡을 시행한 후에 응급의료기관에 신고해야 한다.
② 외상 환자의 기도 유지를 위해서 하악견인법을 시행하지 않는다(모든 환자에게 두부후굴－하악
거상법을 시행함).
③ 반응이 없는 성인 심정지 환자는 5～10초간(10초 이상 금지) 정상호흡 여부를 확인해야 하고
반응 없는 유소아는 호흡의 유무를 확인해야 한다.
④ 환자에게 구조 호흡을 하기 전에 심호흡이 아닌 정상호흡을 해야 한다.
⑤ 각각의 호흡은 1초 이상 숨을 불어 넣어야 하고, 흉부의 상승을 확인해야 한다.
⑥ 첫 번째 구조 호흡을 할 때 환자의 흉부 상승이 보이지 않으면, 두부후굴－하악 거상법으로 다
시 기도유지를 하고 두 번째 구조 호흡을 시행해야 한다.
⑦ 처음 2번의 구조 호흡을 한 후에 혈액순환을 확인하지 않고, 흉부압박부터 시작하는 압박－환
기 주기를 즉시 시행해야 한다.
⑧ 일반인에게 흉부압박 없는 구조 호흡법은 더 이상 교육하지 않는다.
⑨ 모든 환자에게 동일하게 흉부압박 대 인공호흡을 30：2로 시행한다.
⑩ 소아의 경우 한 손 또는 양손을 모두 사용한 심폐소생술을 시행할 수 있으며 양쪽 젖꼭지를
이은 선과, 가슴뼈의 교차 부위를 압박하고, 영아는 양쪽 젖꼭지를 이은 선부위의 가슴뼈를 손
가락 2개로 압박한다.

(3) 심폐소생법의 효과 검사

심폐소생법은 시행하는 중간 중간 그 효과를 규칙적으로 검사해
보아야 한다. 효과 검사는 호흡과 순환에 대한 검사이다. 1인 심폐

소생법의 경우 2분마다(5 cycle) 확인한다. 특히 다른 처치원이 인계받아 시행할 경우에도 반드시 선 검사 후에 시행하는 것이 바람직하다. 산소가 공급된 혈액이 효과적으로 순환되고 있다는 것을 알 수 있는 징후는 피부, 점막(입술 안쪽, 눈꺼풀) 또는 손톱 밑이 정상적인 피부색(분홍빛)으로 되돌아오는 것이다. 효과 검사에서 별다른 회복 징후가 보이지 않을 경우에는 계속 심폐소생법을 시행한다.

(4) 흉부압박의 기술적 주의 점

환자는 반듯하게 수평되게 눕혀야 하며, 가끔씩 다리를 20~30 ㎝ 정도 들어 뇌와 심장으로 가는 혈류량을 높여 주는 것도 도움이 될 수 있다. 정확한 압박을 가하기 위하여 '흉부 압박점'을 찾아야 한다. 흉부 압박점을 찾는 방법은 성인과 소아는 유두선과 흉골이 만나는 지점에 압박하며, 영아는 유두선과 흉골의 교차지점 바로 아래(흉골 중앙의 아래)이다.

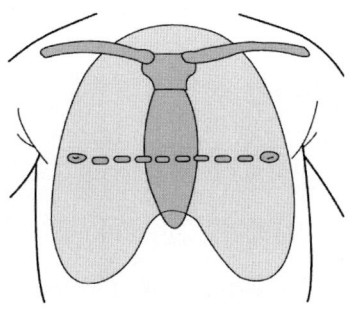

[그림 3-21] 흉부 압박점 찾기

<표 3-5> 2005년 심폐소생술 지침의 연령에 따른 요약

심폐소생술 적용		성인	소아	영아
기도 유지		Head tilt-chin lift		
첫 인공호흡		2회 인공호흡(1초/1호흡)		
의료인/응급구조사에 의한 인공호흡 (흉부압박을 안 하고 호흡만 보조하는 경우)		10~12회/분	12~20회/분	
의료인/응급구조사에 의한 인공호흡(전문 기도 유지술 시행 후)		8~10회/분		
이물에 의한 기도폐쇄		하임리히법		등 두드리기 및 흉부압박(back slaps and chest thrusts)
맥박 확인	일반인	확인 안 함		
	의료인/응급구조사	경동맥		상완동맥 또는 대퇴동맥
흉부압박 위치		흉골의 아래쪽 1/3, 양측 유두 사이		유두선의 바로 아래(흉골의 아래쪽 1/2)
압박 방법		두 손으로 압박	한 손 또는 성인과 같은 방법	2-3 손가락 두 엄지손가락
압박 깊이		약 4-5cm	약 3cm	약 2cm
압박 속도		분당 약 100회		
압박-호흡 비율		30:2	30:2 (1인 구조 시) 15:2 (의료인 또는 응급구조사 2인 구조 시)	
자동 제세동		성인용 전극 사용	소아용 전극 사용	권장 내용 없음

(5) 심폐소생술의 합병증

심폐소생술이 시행된 환자의 약 25%에서는 심각한 합병증이 발생하며, 약 3%에서는 치명적인 손상이 발생한다. 심폐소생술 중 발생하는 합병증은 주로 흉부압박에 의하여 유발된다. 가장 흔히 발생하는 합병증은 늑골 골절로서 약 40%에서 발생된다. 늑골 골절과 연관되어 기흉, 심장압전, 폐출혈, 폐 좌상이 발생할 수 있으며 흉골 골절도 흔히 발생하는 합병증이다. 그 외에도 대동맥손상, 심근좌상, 식도 또는 위장점막 열상, 위 파열, 간 열상, 비장파열 등이 심폐소생술 중에 발생할 수 있다.

늑골 골절이나 흉골 골절은 심폐소생술이 정상적으로 시행되어도 발생할 수 있는 합병증이다. 그러나 상부 늑골 또는 하부 늑골의 골절, 복부장기의 손상, 심장 및 혈관의 손상은 부적절한 심폐소생술에 의히어 발생한다. 실제로 심폐소생술 중에 발생하는 심각한 손상 중에서 약 20% 정도는 심폐소생술이 부적절하게 시행되면서 발생하는 것으로 알려졌다.

흉부압박을 본격적으로 시행할 경우에는 처치자의 팔꿈치를 구부리지 말고 쭉 편 상태에서, 처치자의 엉덩이 관절을 축으로 하여 성인에 있어서는 흉골을 수직으로 4-5cm 정도 압박한다. 이 동작을 하는 동안 처치자는 환자의 늑골에 손가락이 닿지 않도록 하기 위해 깍지를 끼는 것이 좋다.

〈표 3-6〉 심폐소생술 적용 시 주의 사항

① 압박과 이완 시 손이 가슴에서 떨어지면 안 된다.
② 압박과 이완은 50:50 비율로 실시한다.
③ 연속동작으로 끊임없이 실시한다.
④ 압박에서 다음 압박까지 5초 이상 멈추면 안 된다.
⑤ 팔꿈치가 구부려서는 안 된다.
⑥ 속도를 유지하며 리드미컬하게 실시한다.
⑦ 늑골 골절 시에도 계속 실시한다(멈추면 사망).
⑧ 심폐소생술 처치 실시 중 심폐소생술 교육을 받은 다른 사람이 자기를 밝히면서 같이 처치를 하자고 한다면 2인 처치로 전환하거나 1:1 맞교대를 하여도 된다.

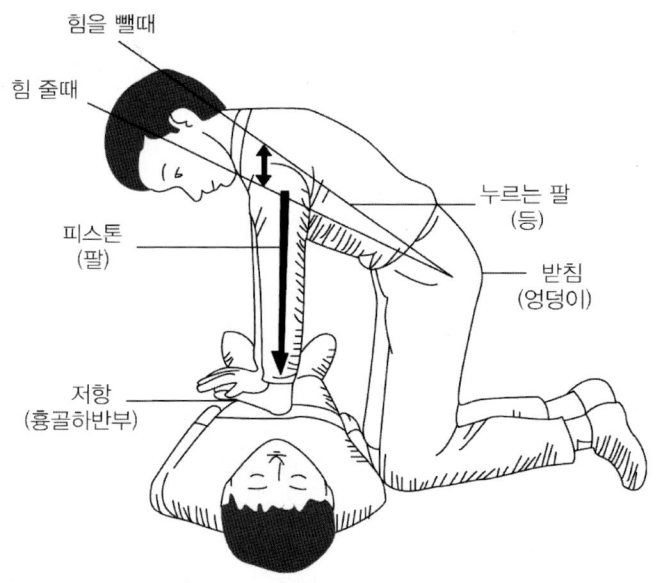

힘을 뺄때

힘 줄때

누르는 팔
(등)

피스톤
(팔)

받침
(엉덩이)

저항
(흉골하반부)

[그림 3-22] 흉부압박법의 바른 자세

〈표 3-7〉 심폐소생술의 합병증

흉부압박이 적절하여도 발생하는 합병증	• 늑골 골절 • 흉골 골절 • 심장좌상 • 폐좌상
부적절한 흉부압박으로 발생하는 합병증	• 상부 또는 하부늑골 골절 • 기흉 • 간 또는 비장의 손상 • 심장파열 • 대동맥손상
구조 호흡에 의하여 발생하는 합병증	• 위 내용물의 역류 • 구토 • 폐 흡인

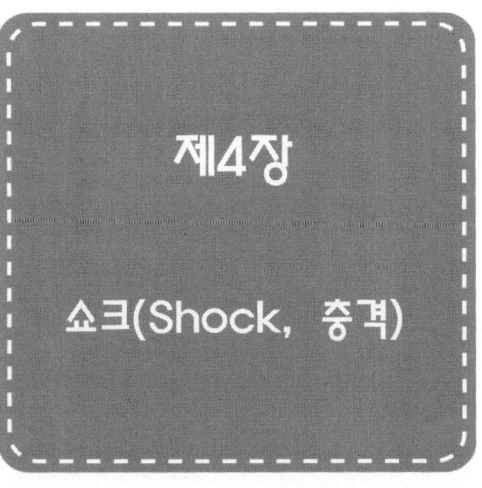

제4장

쇼크(Shock, 충격)

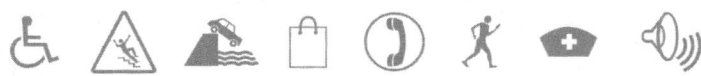

1. 쇼크의 정의

쇼크란, 여러 가지 원인에 의해 신체조직의 혈액순환이 원활하게 이루어지지 못함으로써 세포가 필요로 하는 적절한 혈액 공급에 장애를 나타내는 상태를 말한다. 즉 전신적인 혈액순환이 저하되어 신체의 각 장기로 산소가 비정상적으로 운반되는 현상을 쇼크라 한다. 순환기 계통에서 쇼크가 일어났을 때, 혈액순환이 저하되고 최악의 경우는 혈액순환이 완전히 차단된다. 혈액순환이 차단된 상태로 수분이 지나면 뇌세포는 괴사되며, 다른 장기들은 저산소증에 의하여 기능이 소실되기 시작한다. 따라서 쇼크 상태에서 즉시 처치하지 않으면 각 장기의 손상으로 사망에 이르게 된다. 쇼크는 질병이나 사고 등과 같은 모든 상황에서 발생할 수 있으므로, 쇼크를 정확하게 인지하고 신속히 응급처치를 하여야만 생명을 구할 수 있다.

2. 쇼크의 원인

쇼크는 혈액손실, 혈관확장, 심박동의 이상 등의 많은 원인에 의해서 유발되며, 때로는 호흡 기능의 이상이나 알레르기 반응에 의해서도 발생할 수 있다.

쇼크의 3가지 기본원인은 다음과 같다.

(1) 심장 기능의 소실로 펌프로서의 역할을 제대로 할 수 없는 경우.
(2) 출혈이 심혈관계의 혈액량이 조직으로의 관류하기에는 충분하지 못한 경우.
(3) 혈액량은 충분하지만 혈관이 갑자기 확장되어, 조직으로의 관류가 충분하
게 되지 않은 경우.

모든 예에서 쇼크의 결과는 같다. 즉 급성순환 장애로 인하여
조직 혈류가 감소하여 조직세포의 정상 기능 및 생존에 필요한 여
러 가지 물질이 공급되지 못하고 세포의 각종 대사산물이 제거되
지 못하는 상태이므로 신속히 처치되지 않고 지속된다면 모든 세
포가 기능을 상실하여 결국 사망에 이르게 된다.

3. 쇼크의 유형

1) 출혈성쇼크

출혈은 쇼크를 일으키는 큰 원인 중의 하나이며, 성인은 총 혈
액량이 4~5 ℓ 정도 되는데 이 중 혈액의 10% 정도 출혈이 되면
쇼크가 발생된다. 어린이는 총 혈액량이 2~3 ℓ, 신생아는 300$m\ell$
정도이다. 성인에서는 무시할 만한 소량의 출혈도 신생아에게는 치
명적이 손상을 초래할 수 있다. 또한 같은 양의 출혈이라도 단시

간의 급격한 출혈의 경우는 훨씬 더 위험성이 크다.

〈표 4-1〉 출혈성쇼크의 단계

특징	쇼크 1기	쇼크 2기	쇼크 3기	쇼크 4기
출혈량	10% 이내	10~25%	25~40%	40% 이상
맥박수	정상	증가	증가	증가 혹은 감소
수축기 혈압	정상	체위에 따라 변화	90mmHg 미만	90mmHg 미만
의식상태	명료/불안감	불안감	혼미	혼수

2) 저 체액성 쇼크

심한 구토, 설사 등으로 체액이 많이 소실되어 혈압이 저하되어 발생한다. 또한 심한 화상 시 파괴된 조직으로 체액이 이동하여 상처를 보호하여야 하기 때문에 체액 손실이 크다. 이런 모든 상황에서 공통된 요소는 신체의 모든 기관에 적당한 순환을 제공하는 혈관계 내의 혈액량 중 혈장의 부족으로 저 체액성 쇼크가 발생된다.

3) 신경성 쇼크

척수손상은 자율신경계를 차단하여 혈관근육을 이완시켜 이완된 혈관으로 갑자기 많은 혈액이 유입되므로 혈압이 저하되어 발생한다. 기도를 유지하고 호흡 기능을 유지하는 응급처치를 시행하며, 혈압을 유지하기 위한 응급처치 외에 외부 온도에 매우 민감한 상태에 있기 때문에 체온유지에 주의한다.

4) 심장성 쇼크

심장성 쇼크는 신체 내에서 펌프 역할을 수행하는 심장이 손상되거나, 심장의 기능적 저하, 관상동맥의 질환으로 인한 심근경색증이나, 또는 심근염 등으로 심장의 근육이 모든 장기에 순환시키기 위한 충분한 압력을 가할 수 없어서 충분한 혈액을 공급하지 못할 때 발생된다. 환자는 충분한 산소가 필요하므로 하지거상이 필요하지 않으며 환자의 자세를 앉거나 약간 뒤로 젖힌 앉은 자세로 유지하여 환자가 가장 쉽게 호흡할 수 있는 자세를 취하게 한다.

5) 패혈성 쇼크

폐혈성 쇼크는 신체의 모든 생리체계에 영향을 미칠 정도의 광범위한 감염이 있을 때 나타난다. 패혈증을 유도하는 원발성 감염의 예로는 요도계 감염의 전파, 복막염, 포도상, 연쇄상 구균의 감염, 폐렴 등이 있으며 이러한 쇼크 환자는 병원 이외에서는 보기 어렵다. 그리고 출혈 시 지혈대를 잘못 사용하여 조인 앞쪽에 마비나 괴사가 일어나 단백질이 분해하여 독소를 만들어 대량의 혈장독이 혈관 벽에 침착되어 조직 내로 들어와 독소가 전신을 돌아 쇼크가 발생되는 경우도 있다.

6) 과민성 쇼크

일종의 알레르기에 의한 면역성 반응으로서 증상과 증후가 중증이다. 과민성 반응은 알레르기 환자에게서 어떤 원인물질과 접촉한 후에 나타나거나 수 시간 후에 나타난다. 피부, 호흡계, 순환계에 명확한 반응이 나타난다.

(1) 발생경위

페니실린, 파상풍항독소 주사, 갑각류의 섭취나 경구용 페니실린의 복용, 벌침에 의한 알레르기, 먼지, 꽃가루 등과 같은 이물질을 흡입하면 심한 알레르기 반응을 일으킬 수 있다.

(2) 증상과 증후

① 피부

홍조, 가려움, 피부의 후끈거림을 호소하며 두드러기는 점차 넓게 번진다. 종창은 조직이 부어오르는 것으로 얼굴과 입술에서 잘 관찰된다. 청색증은 입술에서 잘 관찰된다.

② 호흡기계통

호흡기증상은 흉부압박감, 기침, 호흡곤란 등의 증상이 나타나며 청진 상 천명은 이 들리는 경우가 있다. 이때 폐 속에 물이 고이는 현상이 생겨 환자의 호흡에 상당한 장애를 받는다.

(3) 순환기 계통

초기에는 혈압이 조금씩 저하되며 맥박이 빨라지다가 과민성 쇼크가 계속 진행되며 증상이나 증후가 더욱 나빠진다. 즉 혈압이 상당히 저하되고 맥박은 약해지고 피부가 창백해지며 환자는 현기증을 호소하게 된다. 결국 환자는 의식을 소실하면서 기절과 혼수상태로 이어진다. 과민성 쇼크 시에는 혈액의 소실이나 혈관 확장이 나타나지는 않는다. 위장관 증상으로는 오심, 구토, 복통, 설사가 유발된다.

7) 정신적 쇼그

정신적 쇼크는 정상인이 갑자기 실신하는 형태로 나타나는데, 일시적이고 일반적인 혈관확장으로 발생하는 쇼크다. 즉 신체의 혈관이 갑자기 확장하고 이완된 혈관으로 많은 양의 혈액이 축적되어 혈액공급이 일시적으로 감소되는 현상이다. 더욱이 혈압이나 저산소증에 민감한 뇌는 일시적인 혈액감소로 인하여 뇌는 정상적인 기능이 중단되고 환자는 실신하게 된다. 두려움, 슬픈 소식, 희소식, 시청각에 의한 정신적 충격, 심한 통증, 불안 등이 쇼크를 유발하는 많은 요인들이다. 불쾌한 감정이 있거나, 지치거나 근심이 있고, 어쩔 수 없이 무더운 장소에서 조용히 서 있어야 하는 사람은 실신하기가 더욱 쉽다. 환자가 쓰러지면 주위에 위험한 물건을 치우고 몸을 옆으로 눕힌다. 대개 쓰러져 눕게 되면 뇌로 혈액이 증가하므로 곧바로 의식을 회복하는 경우가 많다.

8) 폐쇄성 쇼크

심한 흉부 손상이나 기도폐쇄는 정상적인 호흡을 방해하므로 결과적으로 신체에는 충분한 산소가 공급되지 않는다(기도폐쇄, 호흡기계통의 질환이나 손상에 의해 유발된다.).

9) 기타의 경우

심신의 피로나 쇠약, 수면부족, 기아, 질병 등이 쇼크의 원인이 된다. 노인, 유아, 어린이, 허약자, 실의에 빠진 사람 등은 건강한 사람에 비해 쇼크가 일어나기 쉬우며 중증으로 빠지는 예도 많다.

4. 쇼크의 증상과 증후

쇼크에는 일시적이며 가벼운 정도의 것으로부터 죽음에 이르기까지의 여러 단계가 있다. 부상자는 모두 쇼크를 일으킬 가능성이 있으므로 쇼크 증상의 유무를 불구하고 쇼크가 있는 것으로 간주하여 처치하도록 한다. 쇼크의 증상은 즉시 나타나기보다는 서서히 나타나는 것이 보통이다.

특징	출혈성	저체액성	심장성	신경성	폐혈성
혈압	저하	저하	저하	저하	저하
맥박 수	증가	증가	증가	정상/감소	증가
피부온도	차갑다	차갑다	차갑다	따뜻하다	차다/따뜻하다
경정맥	수축	수축	팽대	수축	수축
신경마비	없다	없다	없다	있다	없다

〈표 4-3〉 쇼크의 증상과 징후

① 불안감과 두려움: 나른 쇼크증싱이니 징후보다 기장 먼저 나타난다.
② 약하고 빠른 맥박: 촉진상 맥박이 빠르며, 강도가 매우 심하다.
③ 차가운 피부: 말초혈관의 수축으로 인하여 피부가 차갑게 느껴진다.
④ 촉촉한 피부: "식은땀이 난다."는 표현으로 흔히 사용된다.
⑤ 청색증: 피부가 창백해지고, 만약 산소가 조직에 충분히 전달되지 않으면 청색증이 나타난다.
⑥ 호흡: 얕고 빠르며, 불규칙하다.
⑦ 동공: 빛에 대한 반응이 느리다.
⑧ 갈증: 체액의 소실로 인하여 반사적으로 목이 마르다고 호소한다.
⑨ 오심과 구토: 위로 공급되는 혈액이 부족하여 위장운동이 저하되어서 나타난다.
⑩ 혈압저하: 점진적이고 지속적인 혈압하강이 나타난다.
⑪ 의식소실: 혈압이 저하됨에 따라서 의식이 혼미해지며, 결국에는 의식이 소실된다.

5. 쇼크의 예방과 처치

부상자는 누구나 쇼크 상태를 일으킬 염려가 있으므로 증상이 나타나기 전에 미리 예방하는 것이 좋다. 쇼크의 증상이 나타나기 전에 응급처치를 실시하면 대개는 쇼크를 예방할 수 있으며, 쇼크는 예방법이나 처치법이 같다. 충격에 대한 원칙적인 응급처치법은 '적당한 체위, 적당한 보온, 적당한 음료수'의 3가지이다.

1) 체위

쇼크가 일어나면 가장 중요한 기관인 심장과 뇌로 흐르는 혈액량이 적어지므로, 머리와 몸을 수평으로 해 주게 되면 이러한 기관에 흐르는 혈액량이 많아지게 된다. 만약 머리에 부상이 없다면, 뇌로 혈액량을 한층 더 많게 하기 위하여 하체를 20~30㎝ 정도 높여 준다. 의식이 없는 환자를 무리하게 일으키거나 움직여서는 안 된다. 기도를 개방하고 편안한 자세로 눕힌다. 의식이 없는 환자를 무리하게 일으키거나 움직여서는 절대 안 되며, 기도를 개방하고 편안한 자세로 눕힌다. 즉 구토를 하거나 특별한 손상 없이 호흡과 맥박이 정상이라면 회복자세를 취해 준다.

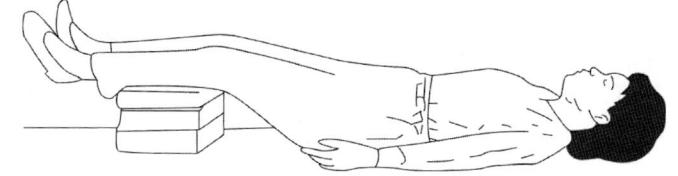

얼굴이 창백할 때의 쇼크자세

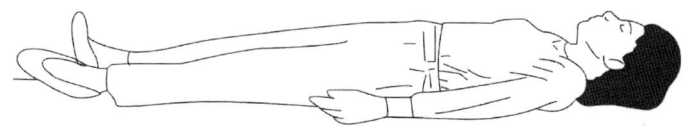

일반적인 쇼크자세

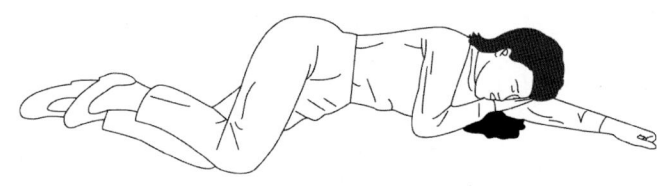

구토 시의 쇼크자세

[그림 4-1] 쇼크처치(예방) 체위

2) 보온

① 환자가 기분이 좋을 정도로 보온을 해 주고 땀이 나지 않도록 주의한다.
② 추운 날이나 익수자의 경우에는 따뜻한 물통을 수건에 싸서 넣어 주면 보온 효과가 더욱 좋아진다. 이 경우 너무 뜨겁게 하지 않도록 주의한다.
③ 단, 상처가 크거나 통증을 느낄 때는 따뜻하게 해서는 안 된다.
④ 담요로 전신을 잘 감싸 주는 것이 좋다. 특히, 바닥 쪽에는 두껍게 해 주고 침상이나 지면이 냉습하면 자리나 신문지 등을 깔아 준다.
⑤ 젖은 옷은 벗기고 따뜻하고 건조한 옷으로 갈아입히며, 만약 갈아입힐 옷이 없는 경우에는 그대로 두는 것이 좋다.
⑥ 그 외에 일사병, 열사병 등의 높은 열에 의한 환자는 시원하게 해 준다.

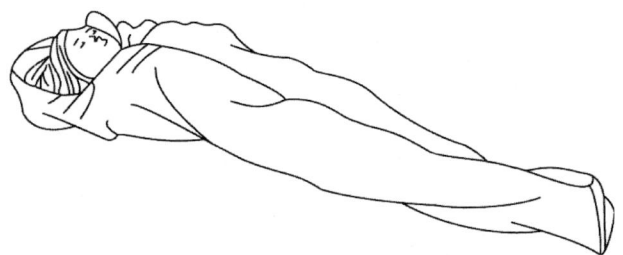

[그림 4-2] 체온저하로 인한 쇼크처치와 예방

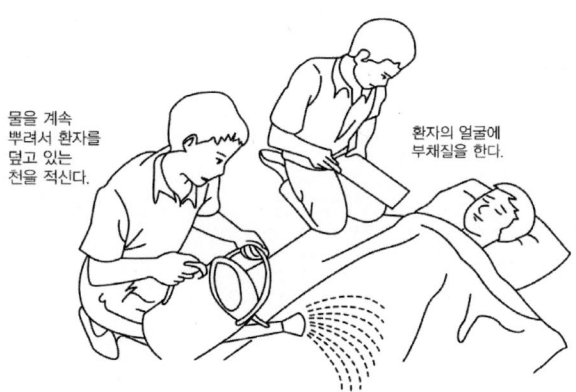

물을 계속
뿌려서 환자를
덮고 있는
천을 적신다.

환자의 얼굴에
부채질을 한다.

[그림 4-3] 체온상승으로 인한 쇼크 처치와 예방

3) 음료수

의식이 없거나 희미한 환자에게는 원칙적으로 음료를 주지 않는다. 이는 기관으로 잘못 들어가 질식할 위험이 있기 때문이다. 특히 술 등의 자극성이 있는 음료를 주어서는 안 된다.

(1) 열사병, 일사병, 심한 설사로 인한 탈수 환자 등은 오히려 수분을 섭취하도록 하는 것이 좋다. 이때 음료는 미지근한 물(보리차), 이온음료 등을 줄 수 있다.

(2) 무의식환자, 머리, 배, 가슴의 손상, 내출혈, 대출혈 등의 출혈환자, 긴급하게 수술을 해야 하는 환자에게는 절대로 음료를 주지 않는다. 그러나 환자가 심하게 원할 때에는 깨끗한 천에 물을 적셔 입 언저리에 대어 준다.

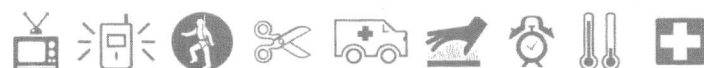

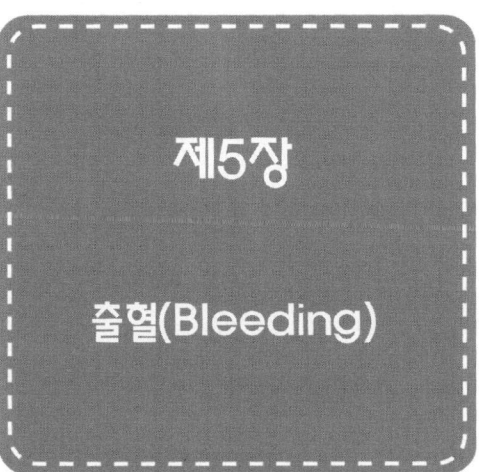

제5장

출혈(Bleeding)

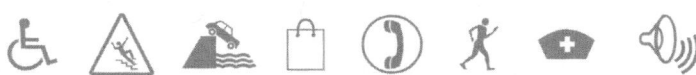

출혈이란 혈액이 동맥, 정맥, 모세혈관으로부터 밖으로 유출되는 것을 의미하며, 외부출혈과 내부출혈로 나뉜다. 출혈은 빨리 처치되지 않으면 무력감이나 혈압저하, 의식장해 등의 쇼크 증상이 나타나다가. 결국에는 비가역성 쇼크로 진행되어 죽음까지 초래한다. 정상 성인은 체중의 약 7%, 약 70㎖/kg에 해당하는 혈액을 체내에 보유하고 있다. 소아는 체중의 8~9%(80~90㎖/kg)의 혈액을 보유하고 있다. 전체 혈액량의 10% 이상이 출혈이 되면 위험해지기 시작한다. 즉 성인에서는 500㎖, 어린이에서는100~200㎖ 이상의 혈액을 소실하면 위험하고, 특히 영아는 25~30㎖ 정도의 혈액 소실로도 쇼크에 빠질 수 있다. 출혈속도는 매우 중요한데, 성인에서는 15~20분에 걸쳐서 아무런 증상 없이도 500㎖ 정도의 혈액이 소실될 수 있다. 혈액이 소실되더라도 신체는 여러 가지 보상작용에 의해 적응할 수 있으나 많은 양의 혈액이 갑자기 소실되면 쇼크의 징후나 증상을 보이게 되고 심한 경우에는 사망에 이르게 된다. 혈액소실이 많거나 빠른 경우에는 신체의 정상적인 보상작용이 이루어질 수 없는데, 일반적으로 전체 혈액량의 20-25% 정도까지 출혈이 되면 맥박 수 증가와 심장 수축력의 증가 등 보상작용의 증상과 징후가 나타나다가 그 이상의 혈액이 소실되면 보상작용이 저하되어 심각한 쇼크로 진행된다.

1. 출혈의 종류

1) 동맥 출혈

동맥이 손상되었을 때는 상처 부위에서 선홍색의 피가 솟구쳐 나기 때문에 분출성 출혈이라 한다. 이런 출혈은 자연히 지혈되지는 않으며 단시간에 많은 양의 출혈로 생명의 위험을 초래하기 쉬우므로 가장 신속하면서도 효과적인 지혈법을 사용하여 지혈시켜야 한다. 동맥은 대부분 조직 깊숙이 있으므로 지혈에 기술을 요한다.

2) 정맥 출혈

정맥이 손상되었을 때는 상처 부위에서 지속적으로 검붉은 색의 피가 흘러나오며 이를 유출성 출혈이라고도 한다. 가느다란 정맥일 경우에는 자연히 멈추는 경우도 있으므로 간단히 압박해서 지혈시키기도 하지만 큰 정맥일 경우에는 신속히 지혈하여 사망에 이르는 일이 없도록 하여야 한다. 출혈 부위가 말초인 경우 압박대로 압박하여 환부를 심장 부위보다 높게 하고 안정시킨다.

3) 모세혈관 출혈

찰과상과 같은 출혈로 마치 모래 사이로 스며 나오는 샘물처럼 서서히 흘러나오기 때문에 삼출성 출혈이라고도 한다. 피의 색깔은 동맥 출혈색과 정맥 출혈색의 중간색으로 자연히 멈추기도 하지만 압박시켜 주는 것이 좋다.

4) 내부 출혈

흉강, 복강, 골반강 등과 같은 신체 내부에서 출혈이 되는 것을 말한다. 그러므로 육안으로 관찰하기 어려우며 출혈도 상당히 심하고 지속적으로 진행된다. 신속한 응급처치나 이송이 되지 않으면 출혈성 쇼크로 사망할 수도 있다. 그러므로 외견상 출혈이 없으면서 쇼크증상이 나타나면 내부출혈을 의심해야 한다. 또 외상이 없더라도 토혈, 토변(대변이 검정색), 혈변, 혈뇨, 질 출혈 등이 관찰되면 내부출혈이 있다고 생각해야 한다.

〈표 5-1〉 내부출혈의 증상

① 맥박이 약해지고 빨라진다.
② 피부가 차가워지고 축축해진다.
③ 혈압이 점점 저하된다.
④ 환자는 갈증을 느끼면서 불안감을 느낀다.
⑤ 오심이나 구토가 발생할 수 있다.
⑥ 동공이 확대되고 빛에 대한 동공반응이 느리다.

(1) 내부출혈에 이용되는 용어

① **토혈**: 검붉은 색의 피를 구토하는 현상으로 대개 $1000m\ell$ 이상의 출혈일 때 자주 발생된다(위, 식도, 십이지장 출혈 등).

② **객혈**: 기침으로 선홍색 피를 내뱉는 현상(폐 손상, 결핵, 기관지 확장증 등).

③ 흑 혈변: 검거나 암흑색의 대변을 배설하는 현상(위출혈, 십이지장출혈, 소
장 출혈 등).

④ 혈변: 선홍색의 피가 대변과 함께 배설되는 현상(대장출혈, 치질, 치열 등).

⑤ 혈뇨: 소변에 피가 섞여 나오는 현상(신 손상, 방광 손상, 요로 결석 등).

⑥ 반상출혈: 피부색이 검고 푸른색으로 나타나는 것으로 일상적으로 '멍'
이라고 표현.

⑦ 혈종: 피부 아래의 연성조직에 혈액이 축적된 덩어리(대퇴골 골절 시 대퇴
부에서).

5) 비 출혈

비 출혈은 대개 국소적인 압박에 의하여 쉽게 조절되나, 드물게
는 대량 출혈을 유발하고 쇼크를 초래할 수 있다. 비 출혈의 대부
분은 전방 출혈로 코의 비중격을 덮고 있는 점막의 전면에서 출혈
되어 지혈이 용이하나 비 인두의 후부 쪽에서 출혈되는 후방 비
출혈은 전방보다 혈관이 많이 분포하고 심부에서 출혈이 되기 때
문에 압박하기가 용이하지 않아 특별한 처치가 요구되므로 신속히
병원으로 후송해야 한다.

〈표 5-2〉 비 출혈의 원인

① 두 개 기저부 골절
② 안면부 손상(구타에 의한 손상포함)
③ 부비강염, 감염 또는 비강안의 다른 이상
④ 높은 혈압에 의한 코 혈관의 파열
⑤ 출혈성 질병
⑥ 손가락에 의한 손상(비강내로 손을 넣어 자극 시)

2. 출혈의 응급처치

1) 출혈이 심하지 않은 경우

출혈이 심하지 않은 상처에 대한 처치는 병균의 침입을 막아 감염을 예방하는 것이다. 상처를 손이나 깨끗하지 않은 헝겊으로 함부로 건드리지 말고, 엉키어 뭉친 핏덩어리를 떼어 내지 말아야 한다. 흙이나 더러운 것이 묻었을 때는 깨끗한 물로 상처를 씻어 준다. 그리고 소독된 거즈를 상처에 대고 드레싱을 한 다음 의사의 치료를 받게 한다.

2) 출혈이 심한 경우

출혈이 심하면 즉시 지혈을 하고 출혈 부위를 높게 하여 안정되게 눕히고, 출혈이 멎기 전에는 음료를 주지 않는다. 이는 수술을 받게 될지도 모르기 때문이다. 지혈방법은 직접압박, 지혈 점 압박, 지혈대 사용 등의 방법이 있다.

3) 지혈방법

(1) 직접 압박 방법

거즈나 기타 깨끗한 헝겊을 두껍게 접어 상처 위에 대고 직접 누르고, 붕대로 단단히 감아 준다. 긴급한 경우에 붕대가 없다면 아무 헝겊이라도 접어 상처에 댈 부분을 간이 소독한 후 직접 압박한다.

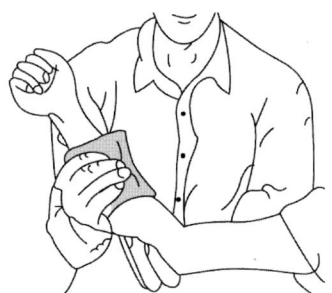

[그림 5 1] 직접압박 지혈의 방법

① 지혈을 위한 신체반응

혈관이 손상되면 출혈을 최대한 줄이기 위하여 혈관 끝이 수축하고 위축현상
이 일어난다. 동시에 손상된 혈관에서 유출된 혈액이 응고되기 시작한다. 응고
는 많은 요소가 작용하는 복잡한 과정이므로 필요한 요소 중 한 두 개가 없으
면 지연되거나 응고되지 않는다.

② 지혈의 순서를 보면 다음과 같다

가. 혈관 벽이 손상되면 상처주위로 혈소판이 응집된다. 혈소판은 상처를 덮으
   면서 혈액 내 섬유소원을 섬유소로 전환시키는 응고 인자를 방출한다.
나. 섬유소가 조그만 그물을 형성하여 더 많은 혈소판을 부착시켜 젤리모양의
   혈전을 형성한다.
다. 혈전이 수축되면서 체액을 분비한다. 이 체액은 감염 방지를 위한 항체와
   치유 과정을 촉진시키는 세포를 포함하고 있다. 상처 주변 조직에 체액이
   모여서 주위가 붓는다.

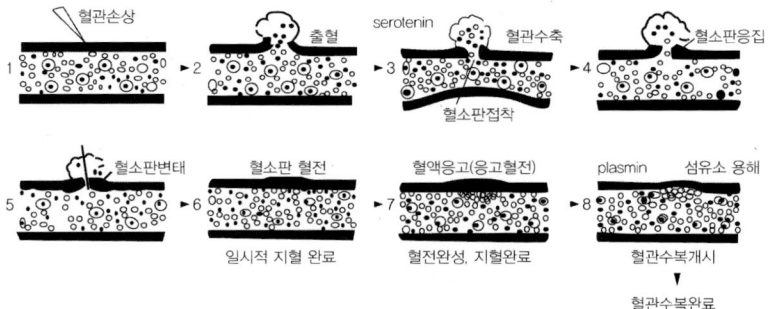

[그림 5-2] 지혈을 위한 신체반응

(2) 직접 압박 지혈 방법의 5대 요점

① 환부를 압박한다.
② 환부를 심장 부위보다 높게 올린다.
③ 환부를 냉각시킨다.
④ 환부 가까운 관절을 구부린다.
⑤ 환부를 안정시킨다.

(3) 간접 압박 방법(지혈 점 압박 방법)

　정맥으로부터 심한 출혈이나, 출혈 속도가 빠른 동맥 출혈 시에 피부 표면에 가까운 동맥(지혈 점)을 심장 쪽에서 손가락이나 손바닥으로 눌러 압박하는 방법으로 각 부위에 따라 다소 차이는 있으나, 원칙적으로 출혈 부위를 높게 하고 상처 부위와 심장사이의 지혈 점 중 상처 부위에 가장 가까이 위치하고 있는 지혈 점을 뼈를 향해 강하게 압박하도록 한다. 아무런 도구 없이 지혈 점을 눌러서 완전히 지혈시킨다는 것은 대단히 어려운 일이나 큰 혈관의 출혈은 방지할 수 있다. 몸에는 양쪽 각각 6개 이상의 지혈점이 있다.

① 경동맥(목의 갑상연골 옆) 지혈 점

목옆의 경추를 향하여 총경동맥을 압박하는 것인데 이 지혈 점은 뇌로 흘러들어 가는 피를 막으며 잘못하게 되면 목을 압박하여 질식하게 할 위험이 있으므로 이것은 비상시에 잠시 이용하는 지혈점이다.

② 측두 동맥(양쪽 귀 앞쪽) 지혈 점

귀 앞에서 두개골을 향하여 측두 동맥을 지압하는 것으로 머리에서 출혈이 심할 경우 압박한다.

③ 안면 동맥 지혈 점

안면에 출혈이 심할 경우에 압박하여 악궁부로부터 약 1cm앞쪽 부분의 안면 동맥을 압박하는 방법이다.

④ 쇄골하 동맥 지혈 점

어깨나 팔의 출혈이 심할 경우에 사용하는 지혈부위로 쇄골 뒤쪽에서 제1늑골을 향하여 쇄골하 동맥을 압박한다. 이때 통증을 일으키기 때문에 허리를 굽히려 하는 경우가 있어 겨드랑이를 부추겨 반듯하게 일으켜 주어야 한다.

⑤ 상완(상박)동맥 지혈 점

손끝부터 팔꿈치 사이에서 출혈이 심할 경우 상완 중앙의 상완동맥을 상완 골에 닿을 때까지 압박하여 지혈시키는 방법이다.

⑥ 대퇴 동맥 지혈 점

하지에서 출혈이 심할 경우 서혜부 중간에서 대퇴동맥을 손바닥이나 주먹으로 골반을 향하여 압박하여 지혈시킨다. 그러나 이것으로 완전 지혈은 곤란하므로 출혈량을 감소시키는 데 목적이 있다. 또 신체에는 지혈법을 쓸 수 없는 곳이 많기 때문에 지혈 점을 정확히 찾아서 처치하여야 한다. 상처에서 가장 가까운 지혈 점을 찾는 것이 기본원칙이며 손가락을 사용할 경우 피로가 오기 때문에 15분 정도를 한도로 해서 붕대를 감아 주되 그래도 출혈이 심하면 지혈대를 매어 주어야 한다.

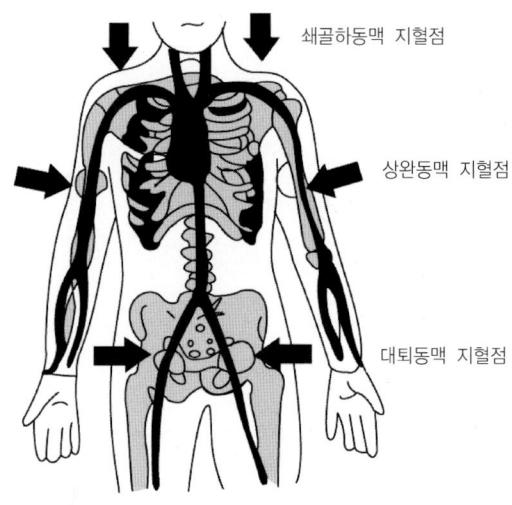

쇄골하동맥 지혈점

상완동맥 지혈점

대퇴동맥 지혈점

[그림 5-3] 지혈 점 압박 지혈

(4) 직·간접 압박 병용 방법

직접 압박법과 간접 압박법을 동시에 같이 사용하면 대부분의 출혈은 비교적 쉽게 지혈된다. 직접 압박법을 시행하여도 지혈이 되지 않을 때 간접 압박 법을 동시에 시행한다.

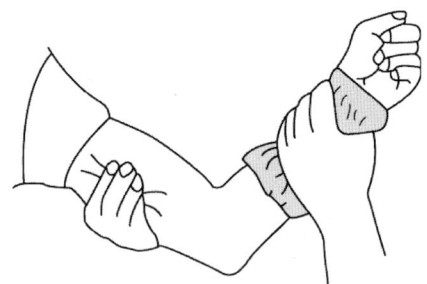

[그림 5-4] 팔부위의 직간접 지혈법

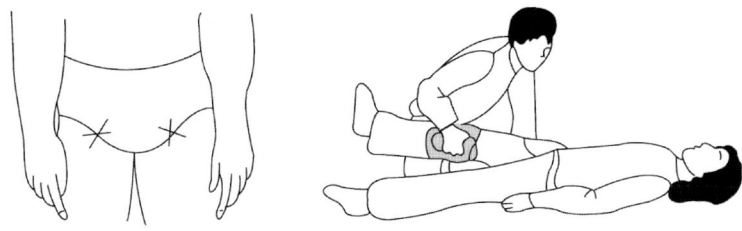

[그림 5-5] 다리 부위의 직간접 지혈법

(5) 내부 출혈 시 응급처치

① 적어도 10분마다 생체징후를 측정하고 기록한다.
② 사지의 손상 시는 부목을 이용하여 고정한다.
③ 구토에 대비하여 기도를 유지하고, 경구로 아무것도 투여하지 않는다.
④ 뇌와 심장으로 많은 혈액이 순환되도록, 환자의 발을 지면으로부터 15～25초 정도 높게 위치한다.
⑤ 가능한 신속히 병원으로 이송한다.

(6) 비 출혈 응급처치

① 윗입술과 아랫입술 사이에 둥글게 말은 거즈를 위치시키거나, 코를 손가락으로 눌러 압력을 가한다. 환자는 윗입술 하부에 위치한 말은 거즈를 눌러서 지혈에 필요한 충분한 압력을 가할 수 있다.
② 비 출혈의 혈액이 폐로 유입되지 않도록, 가능한 환자를 앉은 상태에서 머리를 앞으로 기울이도록 한다.
③ 만약 환자의 혈압이 높거나 불안한 상태라면 환자를 최대한 안정시킨다.
④ 코 위에 얼음 주머니를 위치시키거나, 국소적 냉각치료는 지혈에 도움이 된다.

(7) 지혈대 사용 방법

팔이나 다리에 심한 출혈이 있을 때, 직접압박과 지혈점 압박으로도 출혈을 막지 못할 경우 환자의 생명이 위협받는 상황에서는 조심스럽게 최후의 수단으로 사용한다.

① 지혈대는 폭이 적어도 3~5cm 정도 되는 띠를 사용해야 하며 상처와 가장 가까운 곳에 완전 지혈이 되도록 꼭 매어야 한다.
② 지혈대를 맨 후 시간이 오래 경과하지 않도록 지체 없이 병원에 이송해야 한다.
③ 지혈대를 맨 곳은 노출시켜 잘 보이도록 하고, 지혈대를 맨 시간을 기록한 쪽지를 달아준다.
④ 지혈대는 매게 되면 의사의 지시가 있을 때에 풀도록 한다.

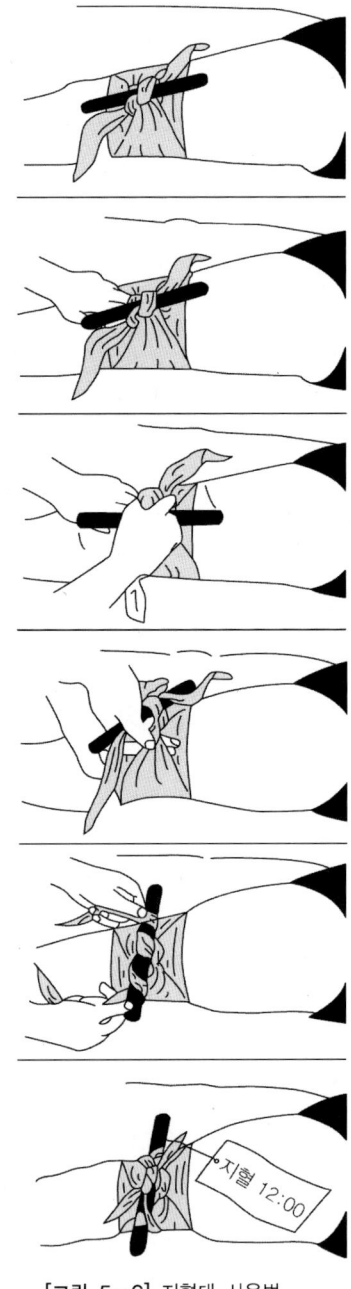

[그림 5-6] 지혈대 사용법

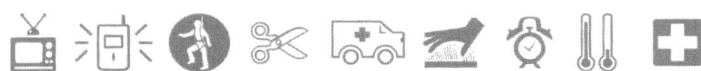

제6장

손상(Injury)

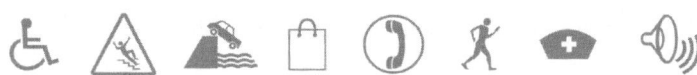

연부조직은 손상으로부터 내부의 장기를 보호하는 첫 번째 방어선이기 때문에 외부 충격에 의하여 손상을 당하는 경우가 많다.

피부표면의 파괴유무에 따라서는 피부나 점막의 파열이 없는 것을 '폐쇄성 상처(Closed wound)'라고 하며, 이러한 상처로는 낙상이나 탈구에 의해 생기는 골절상 등을 들 수 있다. 이와는 반대로 피부나 점막이 파괴된 경우를 '개방성 상처(Open wound)'라고 하며, 내부의 조직이 공기 중에 노출된 상처를 말한다. 절상이나 관통상, 찰과상 등이 개방성 상처의 대표적인 예이다. 일반적으로 상처는 그 모양에 따라 분류를 한다.

1. 폐쇄성 연부조직 손상

1) 타박상과 혈종

둔상에 의하여 신체에 가해지는 물리적 충격은 피부의 심부조직을 파손시켜 반상출혈을 유발하지만 표피의 기능은 그대로 유지된다. 조직의 파손으로 다양한 양의 부종액과 혈액이 손상 부위로 스며 나온다. 이러한 부종액과 혈액의 누출로 인하여 부종과 통증이 나타나며 피부 심부에 축적된 혈액을 피하혈종이라 한다. 폐쇄성 연부조직 손상의 특성은 외상의 병력이 있으면서, 손상부위의 통증, 피부 종창, 그리고 피하 혈종 등이 관찰되는 것이다. 이러한 손상은 경미할 수도 있으며 반대로 상당히 광범위할 수도 있다.

2) 폐쇄성 연부조직 손상의 응급처치

폐쇄성 연부조직 손상에 대한 응급처치의 5단계는 쉽게 기억하기 위해서 'RICES'라는 용어를 사용한다.

① Rest(휴식): 지혈, 동통감소, 부종감소
② Ice(냉각): 지혈, 통증감소
③ Compression(압박): 지혈
④ Elevation(거상): 지혈, 부종감소
⑤ Splinting(부목고정): 지혈, 통증감소, 2차 손상예방

2. 개방성 연부조직 손상

개방성 연부조직 손상은 피부 층의 손상이 동반되는 것으로서 여러 가지로 분류할 수 있다.

1) 찰과상

마찰로 인해 피부나 점막이 손상된 상처를 말한다. 출혈이 그리 심하지 않으나 감염되기 쉽다.

2) 절상

칼 면도날 또는 유리 조각 등과 같은 날카로운 물체에 의하여 베어진 상처이다. 이 상처는 대부분 출혈이 심하다. 사지 절상은 힘줄 등 심부조직 절단이 동반되는 경우가 많다.

3) 열상

기계나 둔한 물건 등에 타박되거나 압박되었을 때 생기는 상처로서 흔히 조직의 파괴가 불규칙한 모양을 보이며, 출혈이 없거나 적어서 혈액유출에 의한 오물이나 병원균을 씻어 내지 못해 감염의 위험성이 크다. 이것은 그냥 겉보기로는 손상의 정도를 파악하기 어렵다.

4) 자상

못, 바늘, 철사 등의 가늘고 날카로운 것에 찔리거나 뚫린 상처로서 대 혈관의 손상이 없는 한 출혈은 그리 심하지 않으며, 상처

내 오물이 씻기지 못하고 깊은 상처인 경우 잘 닦아 낼 수가 없다. 공기의 유통이 어려우므로 병균 특히 파상풍균의 감염이 잘 되어 위험성이 높은 상처이다.

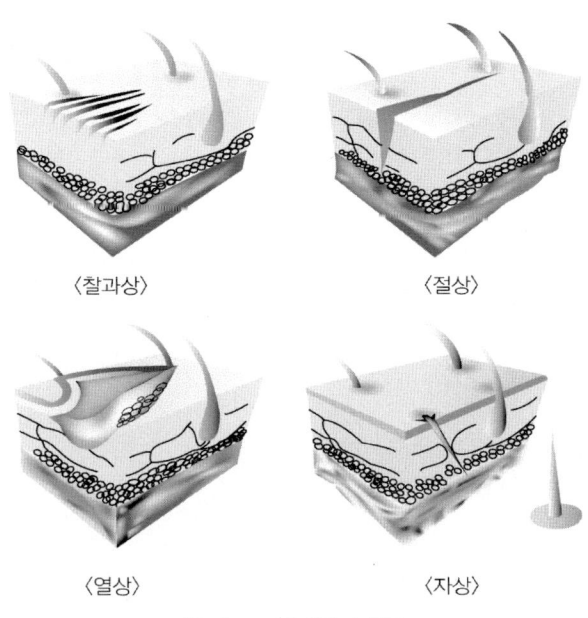

〈찰과상〉 〈절상〉

〈열상〉 〈자상〉

[그림 6-1] 상처의 종류

5) 개방성 상처의 응급처치

　① 손상부위를 움직이지 않는다.
　② 가위를 사용하여 눌러 붙은 의복은 제거한다.
　③ 출혈부위는 지혈한다.(직접압박)
　④ 소독거즈로 덮어서 감염을 방지한다.
　⑤ 부목으로 고정한다.
　⑥ 출혈부위를 심장보다 높게 한다.
　심장높이로 상처부위를 올리면 중력에 의해 혈액의 압력이 감소되어 출혈이

감소된다. 골절이나 탈구의 위험 가능성이 있을 때, 이물질이 박혀 있을 경우,
척추 손상 시는 주의가 필요하다.

6) 출혈부위 직접압박 방법

① 멸균거즈를 사용하여 상처부위에 직접 대고 누른다.
② 멸균거즈가 없다면 깨끗한 손수건, 옷 등을 사용할 수도 있다.
③ 대 출혈 시에는 장갑 낀 손으로 재빨리 직접 세게 누른다.
④ 5~10분간 압박을 가하여 지혈한다.
⑤ 일단 지혈되면 그 부위에 붕대를 감는다.
⑥ 상처 부위에 적용된 거즈는 절대 떼어 내지 않는다(지혈이 쉽게 되지 않음).

7) 지혈을 위한 압박 점

체표면 가까이에 분포된 주 동맥부이며 맥박지점이라고도 한다.
① 좌, 우 상완동맥: 상지부 지혈 시 사용
② 좌, 우 대퇴동맥: 하지부 지혈 시 사용
지혈점 압박지혈은 직접압박으로 지혈이 되지 않을 경우 직접 압박지혈과 동
시에 실시한다.

3. 이물이 남아 있는 상처

1) 원인

나뭇조각, 못 등이 피부에 박힌 것이 가장 흔히 볼 수 있는 이

물이 남아 있는 상처이다. 그 밖에 유리조각 혹은 쇳조각, 낚시 바늘 등이 피부 속에 남아 있을 경우도 있다.

2) 응급처치

① 만약 이물이 표피 가까이 있으면 주위를 소독하고 이물을 손쉽게 제거할 수 있으면 제거한 다음 소독된 드레싱을 상처에 댄다.
② 만약 이물이 깊이 박혔으면 이물질을 움직이게 하거나 제거하지 않는다(신경, 혈관, 근육 등의 손상).
③ 이물질을 신체에 고정: 노출된 이물질을 소독거즈로 싸고 반창고나 붕대를 이용하여 신체에 고정한다.
④ 쇼크에 대한 예방처치를 하면서 손상된 그대로 환자를 이송한다.

4. 안검 및 안구의 상처

눈의 상처는 전문적인 치료가 필수 불가결하므로 되도록 상처부위에 처치하지 않도록 하는 것이 좋다. 숙련되지 못한 처치로 인하여 오히려 실명하게 될 수 있기 때문이다. 그러므로 처치자는 상처를 입은 눈이 더 이상의 손상을 입지 않도록 예방 처치만 하여 환자를 후송하도록 한다.

1) 티

　처치자는 눈의 티를 무리하게 제거하려 하지 말고 흐르는 물에 눈을 씻긴다. 즉시 의사에게 데려갈 것이며, 눈을 비비거나 불결한 손으로 만지지 않도록 한다. 특히 날카로운 물건으로 티를 제거하려고 하여서는 안 된다.

(1) 응급처치

① 하안검 점막에 붙어 있는 티를 제거하려면 하안검을 아래로 끌어내리고 깨끗한 헝겊의 귀퉁이로 티를 닦아 낸다.
② 티가 상안검 점막에 있으면 조심하여 상안검의 속눈썹을 잡고 환자가 위를 보게 한 다음 잡아당겨 하안검 위에 올려놓으면 티가 옮겨지고 눈물에 의하여 묻어 나온다.
③ 그다음 멸균 식염수(0.9% NaCl)로 씻어 준다.
④ 이 방법으로 잘 되지 않으면 붕대를 느슨하게 하여 눈을 보호한 다음 의사에게 데려 간다.

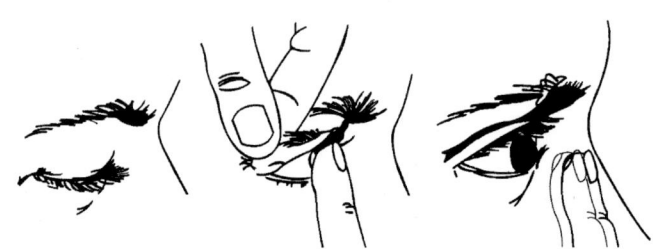

[그림 6-2] 안검의 티를 제거하는 방법

2) 안검 및 그 주위 조직의 상처

안구의 부상이 없고 안검 및 주위 조직만 손상을 입은 상처는 그 이상의 악화를 막는 것이 중요하므로, 소독된 드레싱 또는 깨끗한 헝겊을 상처에 대어 주는 처치만 하여 의사에게 데려간다.

3) 눈의 화상

화상은 대개 열이나 약품 혹은 가스에 의하여 생긴다.

(1) 응급처치

화염 같은 직열이 눈 가까이 올 때에는 안검이 무의식중에 감겨져 안검막이 영향을 받는다.
① 의사에게 데려가기 전에 화상을 입은 곳을 깨끗한 헝겊으로 드레싱한다.
② 산. 알칼리 등의 약물이 안검을 닫기 전에 눈 속으로 튀어 들어가 심한 손상의 원인이 되는 수가 많다. 이러한 경우에는 현장에서 얻을 수 있는 물. 우유 등으로 그 눈을 즉시 씻어 내도록 한다.
③ 눈을 씻는 방법은 환자의 머리를 부상한 눈 쪽으로 약간 기울이고, 눈꺼풀을 연 다음 천천히 물 등을 눈 속에 부어 흘려 준다.
④ 액체가 눈알 전체와 눈꺼풀 밑을 흐르도록 한 후 느슨하게 하여 의사에게 보낸다.

4) 안구의 상처

안구의 손상에는 가벼운 찰과상으로부터 쇠 조각에 찔리는 것

같은 심한 종류에 이르기까지 여러 가지가 있다. 안구 부상자는 속히 의사에게 보낼수록 시력을 구하는 데 도움이 된다.

(1) 응급처치

① 안구의 부상은 영원히 실명하는 원인이 되는 경우가 있다.
② 안구의 이물을 빼려 하지 말고 깨끗한 헝겊이나 붕대로 느슨하게 감는다.
③ 부상자를 누운 자세로 의사에게 보낸다.

5. 절단 손상

사지나 사지의 일부(손가락, 발가락)의 완전 또는 불완전 절단이 발생하는 경우에 분리된 모든 부분을 모아서 환자와 함께 병원으로 이송해야 한다.

1) 환자를 위한 처치

① 깨끗한 거즈나 붕대를 상처를 직접 압박하고 심장보다 높이 들어 올려 지혈한다.
② 전화로 구조요청 시 반드시 절단환자라는 것과 상태를 세밀히 보고한다. 그리고 병원까지 환자와 동행하다.
③ 지혈대는 원칙적으로 최후의 방법으로 사용하도록 한다.

2) 절단부위 보존방법

① 생리식염수로 적신 소독거즈에 싸서 플라스틱주머니나 비닐 주머니에 넣어
보관해야 한다.
② 플라스틱 주머니는 외부로부터 물이 스며들지 않도록 주의한다.
③ 얼음물에 넣으면 조직의 괴사가 거의 없으므로 수술 성공률이 매우 높다.
④ 절단된 시간과 환자의 이름을 용기에 기입하며 응급의료원에게 반드시 인
계한다.

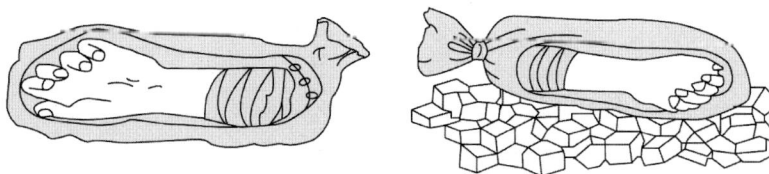

[그림 6-3] 절단부위의 보존방법

※ 주의 점

① 절단부위를 절대 씻지 않는다.
② 절단 부위가 너무 작더라고 버리지 않는다.
③ 절단 부위가 얼음물이 아닌 얼음에 넣는다면 조직이 얼어서 괴사되므로 얼
음물에 반드시 보관해야 한다.

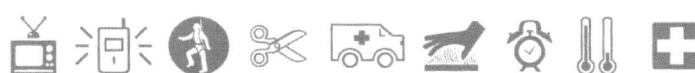

제7장

근골격계 손상
(골절 · 탈구 · 염좌)

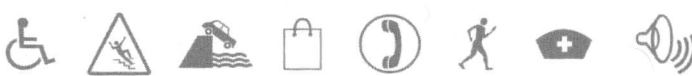

인체의 골격은 여러 가지 원인으로 인하여 손상을 받으면 골절, 탈구, 염좌 등을 일으킨다. 이에 대한 응급처치의 효과적인 적용여부에 따라 환자의 불구 여부가 결정된다. 골절 환자를 난폭하게 다루면 불완전 골절이 완전 골절이 될 수도 있으며, 신경이나 혈관 등의 조직에 손상을 입히는 등 이차적 어려움이 발생한다. 상태에 따라 차이는 있겠지만 골절 부분에 접촉되면 통증이 몹시 심하고, 움직이려면 움직이기 어렵고 격렬한 통증을 느낀다. 골절환자에게는 항상 쇼크의 예방을 고려해야 한다.

1. 골절의 원인과 분류

1) 원인

골절은 직접 그 부위에 외력이 가해져 생기는 경우와 외력이 가해지는 부위로부터 다른 부위에 간접적으로 힘이 가해져서 되는 경우 등이 있다. 원인이 대개 추락, 교통사고, 부주의한 기계사용, 스포츠 활동에서 빚어진다.

<표 7-1> 골절의 빈도

부위	빈도	부위	빈도
두개골	3.9%	대퇴골	6.4%
쇄골	15.2%	무릎뼈	1.3%
상완골	7.5%	하퇴골	15.5%
전완골	18.9%	발뼈	2.7%
손뼈	11.0%	기타	1.6%
늑골	16.0%		

2) 분류

(1) 원인에 따른 분류

① 직접 골절

골절되게 된 원인이 직접 골절된 부위에 외력이 가해져서 발생된 골절이다.

② 간접 골절

외력이 가해지는 부위와는 다른 부위에 힘이 미쳐서 발생되는 골절로서, 테니스공을 헛치는 바람에 삼각근이 긴장해서 상완골이 골절이 되거나, 야구투수가 피칭할 때 근육수축으로 인대가 과긴장되어서 어깨관절이 골절되는 경우이다.

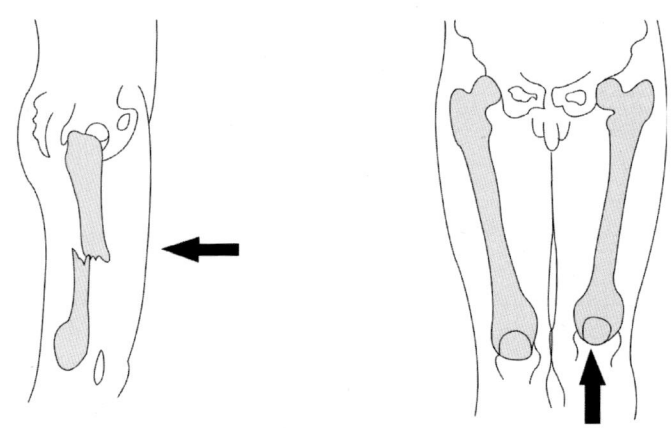

[그림 7 - 1] 직접골절과 간접골절

(2) 형태로 본 종류

골절은 그 원인에 의해서 여러 가지의 형태를 빚어 경우에 따라서는 출혈, 감염 등 이차적인 위험이 따른다.

① 단순 골절(Simple or closed fracture)

피부가 다치지 않고 골절만 된 경우로서 부상자 자신이 뼈가 부러지는 소리를 들었거나 혹은 육감으로 느껴서 주로 알게 된다. 뼈가 부러진 곳은 저리고 아프며 붓는다. 뼈가 완전히 부러지지 않았을 경우에는 손상된 부분을 움직일 수도 있다.

② 복합 골절(Compound fracture)

골절로 인해 근처의 근육과 피부가 상처를 받는 경우(피부조직의 손상)로서 외부에서 출혈이 심하다.

③ 분쇄골절(Comminution fracture)

단순 골절의 여러 가지 증세 외에 뼈가 작은 조각으로 부러져 수술을 해야만 맞출 수 있는 경우이다.

　그 외에 뼈가 완전히 부러진 여부에 따라 완전 골절, 불완전 골절로, 또 부러진 뼈가 외부로 나와 상처를 낸 여부에 따라 개방성 골절, 비개방성 골절 또는 피하 골절로 나눈다.

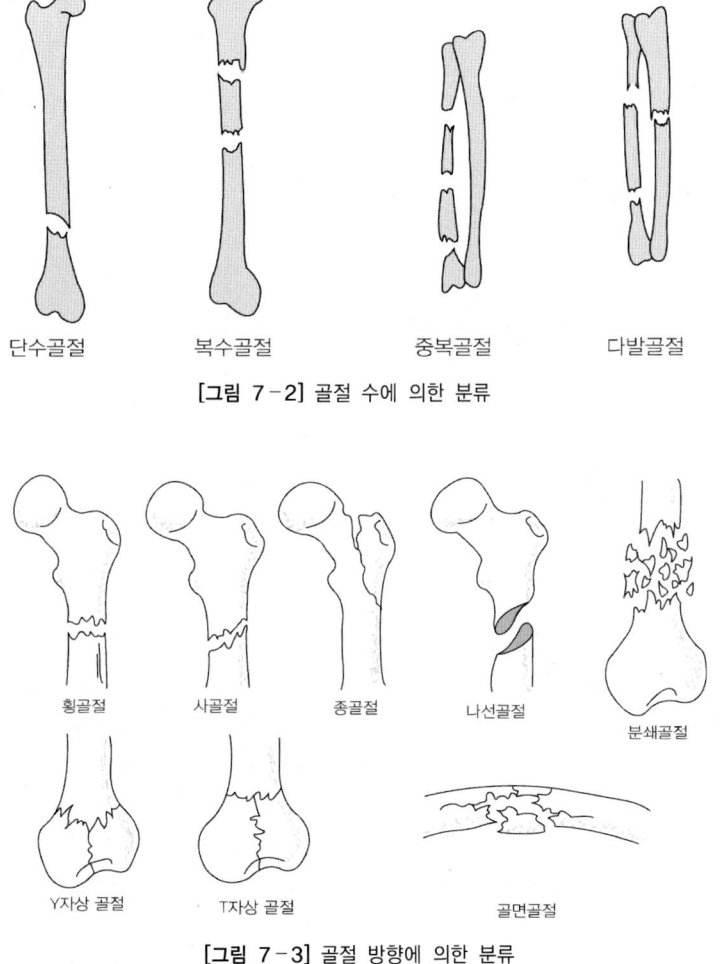

단수골절　　　복수골절　　　중복골절　　　다발골절

[그림 7-2] 골절 수에 의한 분류

횡골절　　　사골절　　　종골절　　　나선골절　　　분쇄골절

Y자상 골절　　　T자상 골절　　　골면골절

[그림 7-3] 골절 방향에 의한 분류

2. 골절의 증상 및 확인

대체로 모든 골절에 있어서 응급처치자가 그 손상의 정도를 알아낼 수 있는 몇 가지의 증상이 있다. 그러나 모든 골절에 항상 같은 증상이 나타나는 것은 아니며, 처치자는 골절의 의심이 있을 경우에는 골절이 되었다고 간주하고 처치해야 한다. 골절의 원인은 여러 가지가 있어, 골절의 종류, 정도, 상태, 골절선의 방향과 피부 손상의 유무, 외력 작용의 방법 등 전문적인 구별이 필요하다. 골절을 확인하기 위한 몇 가지 증상들은 있지만, 그 추측이 잘못되어 염좌를 실질적인 골절로 오인하는 경우도 있으므로 의사의 진료를 받아야 할 것이다. 골절은 판별이 어려운 경우가 많으므로 아래 사항들을 알아 두어야 한다.

1) 확인사항

① 골절 원인, 현장의 상황, 외력의 직접 간접의 영향, 외력의 방향, 외력 자체의 무게와 세기 등 종합적인 자료를 확인한다.
② 환자의 징후, 골절 부위와 골절이 되지 않은 부위를 비교 확인한다.

2) 증상

골절의 증상은 대개 다음과 같으며, 그 증상이 모든 골절에서 동일하게 일어나는 것은 아니다.

(1) 자각 증상

① 골절부의 통증(국소통)이 심하게 오며, 대개는 골절 부위가 저리고 아프지만 그렇지 않은 경우도 있으며, 압박감이 가중된다.
② 골절 부위에 기계적인 장애가 오고, 정상적인 움직임(이상가동성 현상)을 할 수 없게 된다.

(2) 타각 증상

① 출혈되며 종창이 되어 기형(deformity)이 되어 있는 것을 볼 수 있다.
② 골절 부위에 기계적 장애가 있음을 일 수 있으며, 이상가동선 현상을 볼 수 있다.
③ 마찰음을 들을 경우도 있다.
④ 환측은 건측에 비해 연장 또는 단축된다.
⑤ 본래의 형태를 벗어나 변형이 이루어진다.

이러한 증상 외에 의식이 있는 환자는 환자로부터 충분한 얘기를 듣고 어디서, 어떻게 어느 부위로 떨어졌으며, 어느 곳이 아픈지 환자의 반응을 보아야 한다. 또 응급처치원은 자세한 관찰과 주위 사람들로부터 환자에 대한 정보를 얻어야 한다.

그러나 골절 여부를 확인하기 위해 다리를 마구 움직여 본다거나 걸어 보도록 시도해서는 안 된다. 환자가 움직이지 못하는 것이 눈으로 확인할 수 있는 유일한 증상인 경우도 있다.

<표 7-2> 골절 시 나타나는 증상과 증후

증상	징후
변형	외형상 정상적인 상태가 아닌 경우
압통	손상부위를 누르면 심한 통증을 호소함
운동제한	손상 부위를 움직일 수 없다
부종/반상출혈	손상부위가 상당히 부어 있으며 피하출혈도 동반됨
노출된 골편	손상된 피부에서 뼈가 관찰됨(개방성 골절)
골마찰	골절부위의 골격끼리 마찰되는 느낌이나 소리가 들림
가성운동	관절이 아닌 부위에서 굴전, 회전 등이 발생

3) 골절의 일반적인 응급처치

골절의 처치는 골절 부위를 고정시키고, 안정하게 유지하여 조속하게 의사의 치료를 받는 것이 원칙이다. 그러나 불가피하게 먼 거리를 이동할 수밖에 없는 경우에는 다음의 사항에 유의하면서 처치하도록 한다.

① 환자를 따뜻하고 안정되게 유지시킨다.
② 골절 부위를 안정시키도록 한다.
③ 환자가 의식이 없을 때는 쇼크에 대한 예방을 먼저하고 전신을 안정시킨다.
④ 골절된 뼈를 맞추려고 하지 말아야 한다. 이것은 오히려 인접한 관절이나 근육을 손상시킬 우려가 있기 때문이다.
⑤ 골절 부위에서 가장 통증이 적은 부위에 부목을 대 주고, 만약 출혈이 있으면 지혈처치를 먼저 해 준 다음 부목을 대도록 한다.
⑥ 의사를 청할 것인지, 운반할 것인지를 판단하고, 골절이 발생한 장소가 교통사고 현장이나 산악같이 위험한 장소라면 우선 안전한 곳으로 조심스럽게 옮긴다.
⑦ 의복을 벗겨야 하는 경우에는 건측부터 시작해서 환측으로 벗겨 내고, 만약 벗기기 거북할 때는 실밥을 뜯거나 찢는다.
⑧ 상처가 있으면 그 둘레를 외용 소독제(포비돈 등)로 소독하여 세균 감염을 막고, 그 위에 거즈나 붕대를 대는 등 필요한 모든 준비가 된 다음에 부목을 대 주어야 한다.

⑨ 적어도 '30분에 한 번씩'은 부목을 댄 부위의 혈액 순환과 통증을 확인하고, 필요에 따라 부목을 조절해 준다.

3. 신체부위별 골절의 처치

1) 두개골 골절(Fracture of the skull)

(1) 뇌진탕 및 두개골 골절

머리 부위에 충돌 등으로 타박을 받아 뇌에 손상을 입는 수가 있다. 뇌의 손상은 두개골 골절보다 더 심각하다. 머리의 손상이 뇌진탕인지 골절인지는 구별할 수 없으나 처치 방법은 같다. 뇌진탕(concussion of the brain)은 뇌에 중대한 변화를 가져와 의식불명의 상태가 오래 지속되기 때문에 신중히 다루어야 하며 반드시 의사의 진단을 받도록 하여야 한다.

① 증상
　가. 머리의 부상 부위나 눈, 코, 입에서 출혈이 된다.
　나. 의식이 혼미하거나 무의식 상태가 된다.
　다. 양쪽 동공의 크기가 같지 않으며 반신불수 형태가 나타난다.
　라. 심한 두통, 현기증이 나타난다.

처음에는 이런 여러 가지 증상이 거의 나타나지 않으나 뇌출혈에 의한 압박이 가중됨에 따라 증세는 악화되어 간다.

② 처치

　가. 환자를 조용하게 안정시킨다.

　나. 안색이 창백하지 않으면 환자의 머리와 어깨를 약간 높여서 안정되게 눕힌다.

　다. 구토물이 분비되면 머리를 옆으로 돌려 준다.

　라. 머리에 창상이 있으면 드레싱하고, 자극을 주지 말아야 하며 무의식 상태인 경우 음료수는 주지 않는다.

　마. 보온하고 후송시킨다.

(2) 비골 골절(Fracture of the nose)

① 증상

코가 아프고 부어올라 비교적 발견하기 쉽다. 비골은 짧기 때문에 비골 골절보다는 연골이 상처 받는 경우가 많다. 또한 이때는 비 출혈이 많이 발생한다.

② 처치

　가. 환자를 똑바로 앉힌다.

　나. 입으로 숨을 쉬도록 한다.

　다. 코를 풀지 않도록 한다.

　라. 창상이 있으면 소독된 젖은 거즈를 대어 준다.

　마. 사두붕대를 이용하여 한 끝은 머리 위에서, 또 한 끝은 머리 뒤에서 매듭을 짓는다.

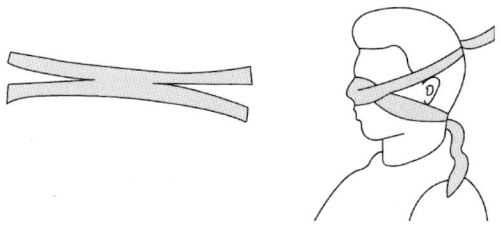

[그림 7-4] 비골 골절 붕대법

(3) 하악 골절

① 증상

　가. 음식을 먹기 어렵고 말을 하기 어려우며 턱에 심한 통증이 있다.
　나. 턱의 골절부위에 종창과 압통이 있다.
　다. 피가 섞인 침이 흐른다.

② 처치

　가. 손바닥을 턱 밑에 대고 아래턱을 부드럽게 위로 올려 이를 맞춘다.
　나. 붕대, 수선, 삼각건 등으로 상대를 고정시킨다.
　다. 토하면 즉시 고정시킨 것을 풀어 준다.

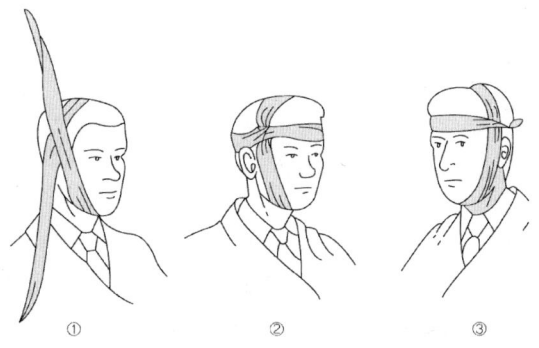

[그림 7-5] 하악 골절 붕대법

2) 동체 골절

(1) 쇄골 골절(Fracture of the collarbone)

① 증상

　가. 손가락으로 쇄골을 더듬어 보면 골절을 느낄 수 있다.

나. 어깨 위로 손을 올릴 수가 없다.

다. 부상당한 한쪽 팔을 밑으로 늘어뜨리면 상처 난 쪽 어깨가 다른 쪽보다 낮다.

② 처치

가. 삼각건으로 상처 난 쪽 팔을 처치해 준다.

나. 손을 팔꿈치보다 약간 높게 하여 가슴에 고정시켜 준다.

다. 너무 꽉 조여 묶으면 혈액순환이 잘 되지 않으므로, 손을 자주 관찰하여 혈색을 보고 맥박을 조사한다.

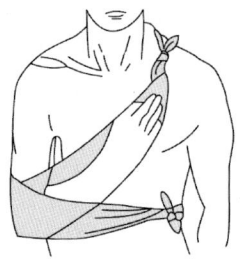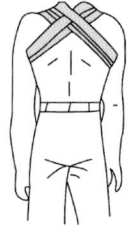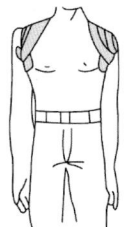

[그림 7-6] 쇄골 골절 응급처치

(2) 늑골 골절(Rib fractures)

① 증상

가. 심호흡을 하거나 기침을 할 때 골절된 부위가 심하게 아프다. 따라서 얕은 호흡을 하게 되는데 이것이 중요한 증상이다.

나. 늑골을 따라 손가락으로 더듬어 보면 골절부위를 느낄 수 있다.

다. 호흡을 하면 가슴이 움직여 통증이 오므로 이 움직임을 막으려고 꽉 잡는다.

라. 늑골이 폐를 찌르므로 거품기가 있는 선홍색의 피가 기침할 때 담에 섞여서 나올 수 있다.

② 처치

가. 폐에 이상이 없다면 골절 부위에 붕대를 대고, 반대편에서 매듭을 짓는다.

나. 첫 번째 붕대는 호흡을 정지시킨 자세에서 붕대 두 끝을 잡아당겨 조른다.

다. 첫 번째 붕대 위에 2개의 붕대를 차례로 맨다.

라. 만약에 폐가 늑골 골절로 인한 자상을 입은 경우는 쇼크 증상이 있으므로 붕대를 감지 말아야 하고, 환자를 따뜻하게 하고 안정시켜서 살며시 눕힌다.

마. 상처 받지 않은 부위를 상처 난 부위보다 높게 한다.

바. 겨드랑이 및 가슴은 환자가 호흡을 쉽게 할 수 있을 정도로 괴어서 눕힌다.

(3) 척추골 골절(Fracture of the spine)

척추골절은 흔히 자동차 사고, 기차 사고, 추락, 폭발, 광산에서의 낙반 사고, 건물 붕괴사고 등과 얕은 물에 뛰어들 때 골설뇌기 쉽다. 척추골절은 경추 5, 6, 7번째와 흉추 12번째, 요추 1번째가 가동 범위가 넓어 골절이 발생할 우려가 크다. 척추는 1㎜만 변형되어도 척수의 손상을 유발하므로 척추골 손상을 잘못 처치하면 하반신 마비 등의 불구가 되든지, 생명을 잃는 경우가 더러 있다. 부적당한 환자 운반으로 상태를 악화시키는 경우도 많으므로 환자 운반 시 주의해야 한다.

① 증상

가. 목과 등에 통증이 있다.

나. 손을 꽉 쥘 수가 없거나, 손가락을 쉽게 움직일 수가 없으면 경추 골절이다.

다. 손가락을 움직일 수 있으나, 발가락을 마음대로 움직일 수 없으면 요추가 골절된 것으로 본다.

라. 의식이 있는 환자이면, 어디가 아프다고 말하겠지만, 등이 갑자기 아프다는 부상자는 다른 증상이 없는 한 척추골 골절 환자로 다루어야 한다.

② 처치

가. 충격을 예방하고 척추 이외의 다른 손상을 막기 위한 처치를 한다.

나. 발이나 발가락, 손이나 손가락을 움직일 수 있는지를 물어보되 묻기 전에

환자를 동요시키지 말아야 한다.

다. 환자에게 물을 줄 때라도 머리를 절대 들지 않는다. 머리는 어떤 상황일지
　라도 옆으로나 뒤로도 움직이지 말아야 한다.

라. 일어나거나, 앉기를 시도하지 말아야 한다. 경우에 따라서는 불구 또는 생
　명을 잃게 되는 수가 있다.

마. 환자를 부득이 움직여야 할 때는 문짝이나 딱딱한 막대기를 이용한 전신
　부목을 이용하여 그 위에 환자를 놓고 서서히 움직인다.

바. 경추 골절 환자는 앙와위 자세에서 목을 절대 움직이지 못하도록 한다.

사. 손을 가슴에 놓고 붕대로 감는다.

아. 부목이 준비되었으면 환자를 옮길 수 있는데, 옮기기 전에 삼각건이나 붕
　대를 부목 위에 놓고 옮긴 후에 환자를 움직이지 않게 묶는다.

자. 환자의 허리 부위에 담요를 접어 허리를 받치도록 한다.

차. 등에 통증을 호소하는 경우는 확인될 때까지 척추 골절환자와 같이 다룬다.

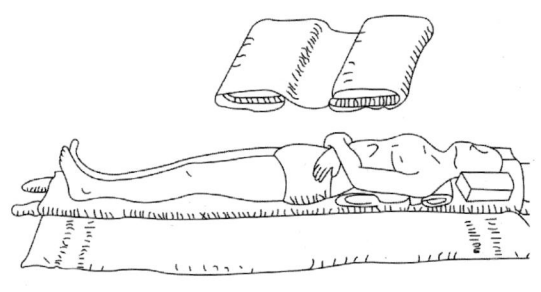

경추골절

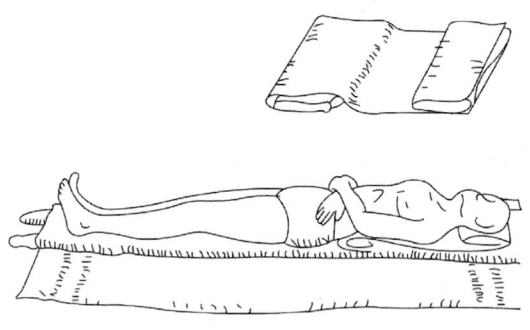

요추나 흉추골절

[그림 7-7] 척추 골절 응급처치

(4) 상지의 골절

① 상완골 골절(Fracture of humerus)

가. 증상

골절의 일반적인 증상이 나타난다. 특별한 증상으로는 어깨관절의 운동을 거의
할 수 없으며 팔꿈치인 주관절의 운동이 되지 않는다.

나. 처치

가) 골절된 상완의 안쪽에는 부드러운 천을 대고, 바깥쪽에는 부목을 대어 위
　와 아래 두 군데를 묶어 준다.
나) 쌀을 직각으로 굽혀서, 접은 삼각건으로 팔걸이를 만들어 목에 걸어 준다.
다) 팔이 움직이지 않도록 접은 삼각건으로 팔 전부를 가슴에서 고정시킨다.
라) 부목을 구할 수 없을 때는 삼각건으로 전완을 끌어 올려 팔 전체를 가슴
　에 붙이고 고정시킨다. 이때 매듭은 상처 난 쪽 반대에서 짓는다.

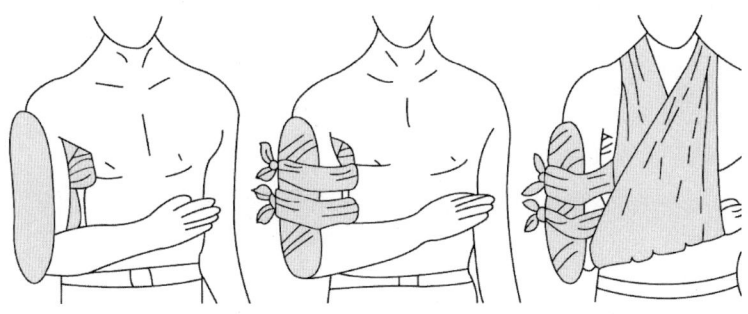

[그림 7-8] 상완골 골절 응급처치

② 팔꿈치 주관절 골절(Fracture of the elbow)

가. 증상

어린이들이 팔꿈치를 구부린 채 넘어져서 생기는 일이 많으며 관절 부위가 붓
고 통증이 있어 팔을 폈다 구부렸다 할 수가 없다.

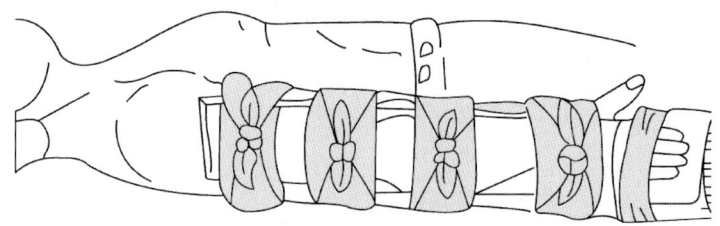

[그림 7-9] 주관절 골절 응급처치

　나. 처치

　가) 팔을 편 자세로 있게 해 겨드랑이를 괸 다음 겨드랑이에서 손가락까지에
　　　이르는 부목을 손바닥 쪽에 대어 준다.

　나) 주관절이 구부러진 채로 있는 경우 무리하게 펴려고 하지 않도록 한다.

　다) 쇄골 골절의 경우와 같이 팔을 동체에 대고 붕대를 감아 고정시킨다.

③ 전완 및 완골 골절(Fractures of forearm and wrist)

　가. 증상

　전완은 척골과 요골로 이루어져 있는데, 이들 중 한 개 또는 두 개 모두가 골
　절될 수도 있다. 두 개가 다 부러지면 골절의 일반 증상이 나타난다. 전완골이
　나 손목 뼈마디가 부러졌을 때라도 그 부분을 잘 움직이지 못하는 수가 있다.

　나. 처치

　가) 바로 눕히고 전완을 가슴 위에 걸쳐 놓는 자세가 좋다.

　나) 주관절부터 손가락 끝에 이를 만큼 긴 부목 두 개를 잘 싸서 바닥 쪽과
　　　손등 쪽에 대고, 두 개 이상의 삼각건으로 매어 고정시킨다.

　다) 손바닥이 가슴 쪽을 향하는 위치에서·넓은 붕대로 팔을 끌어올리고 고정
　　　시킨다.

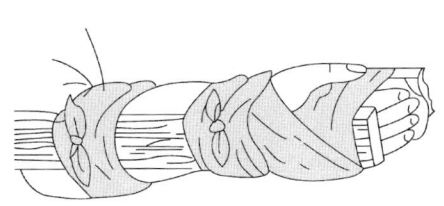
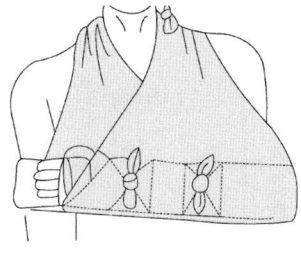

[그림 7-10] 전완골 골절 응급처치

④ 손뼈 및 손가락 골절

가. 증상

기계나 문을 닫을 때, 무거운 물체에 눌릴 때는 피부가 손상되고, 손뼈가 부러지는 경우가 종종 일어난다. 증상은 손에 통증이 있고 움직일 수 없다.

나. 처치

가) 생명에 위험은 없으나 응급처치가 용이하지 않으며 처치 후에도 모양이 흉하게 되기 때문에 병원에서 치료받도록 한다. 부드러운 패드를 댄 부목을 손에 대고 두 군데를 붕대로 묶는다.

나) 붕대를 너무 조이게 매지 말아야 한다.

다) 손바닥이 밑으로 향하도록 하고 삼각건으로 어깨에 고정시킨다.

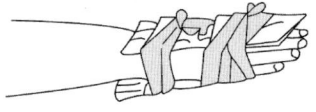
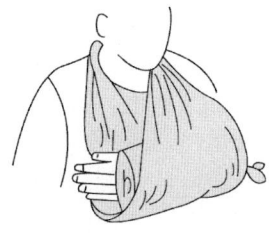

[그림 7-11] 손 뼈 및 손가락 골절의 응급처치

(5) 하지의 골절

우리 몸에서 제일 긴뼈로서 대퇴와 하퇴골로 나누어질 수 있는데, 이들이 골절되었을 때에는 단순 골절이든 복잡골절이든 간에 보통 고정부목을 사용하나, 대퇴골 골절에는 견인 부목을 사용하는 것이 편리할 때가 있다.

① 대퇴골 골절(Fracture of the thigh bone)

대퇴골은 인체에서 제일 긴뼈이며, 상당한 충격에 의하지 않고는 부러지지 않으나 노인의 경우 떨어지거나 넘어질 때 골절을 가져오는 수가 많다.

가. 증상
가) 누워서 발을 들지 못하면 대퇴 골절을 의심한다.
나) 발이 바깥쪽으로 삐어져 땅바닥에 놓이고, 그 발을 혼자 힘으로는 바로 세우지 못하는 때가 많다.
다) 가관절이 생기든가, 기형이 되고 말단부는 마비되는 수가 있다.
라) 심한 쇼크가 일어난다.

나. 처치
가) 겨드랑이에서 발까지 충분히 닿을 부목을 준비한다.
나) 부목 위에 7개의 삼각건이나 붕대를 걸쳐 놓은 후 환자를 똑바로 옮긴다.
다) 몸체에 3개의 붕대를 매고, 상처 난 다리에 4개의 붕대를 매어 매듭을 부목 위에다 짓는다.
라) 대퇴골 안쪽에 짧은 부목을 대고 잡아매면 구부러지는 것을 방지할 수 있다.
마) 딱딱한 부목이 없을 때에는 상처 받지 않은 다리를 부목 대용으로 하여 함께 묶어 준다.

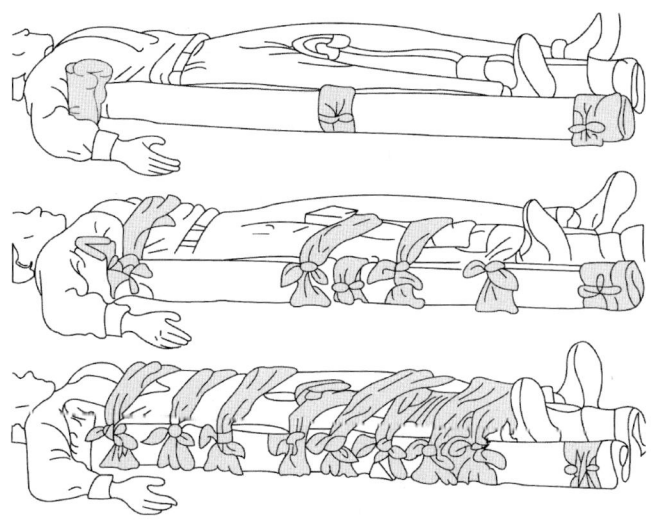

[그림 7-12] 대퇴골 골절 응급처치

② 슬개골 골절(Fracture of the kneecap)

가. 증상
가) 구르든가, 부딪치는 경우에 생기며, 상해 직후는 어느 정도의 보행이 가능하나 골절부에 한하여 국소성 통증이 있고 관절에 혈종이 생긴다.
나) 만져 보면 대개 뼈와 갈라진 부분을 만질 수 있다.
다) 골절의 일반적 증상이 있으며, 슬관절 신전력이 감소된다.

나. 처치
가) 무릎을 곧게 펴고, 가능하면 허벅지에서 발뒤꿈치까지 닿는 충분하게 긴 부목을 잘 싸서 하지의 뒤쪽에 댄다.
나) 무릎과 발뒤꿈치에는 굄을 대어 준다. 무릎 아래·위를 4개의 붕대나 삼각건으로 맨다.
다) 무릎 부위는 부종이 오기 때문에 노출시킨다.
라) 나무 부목이 없을 때는 베개나 방석, 담요를 접어서 사용한다.

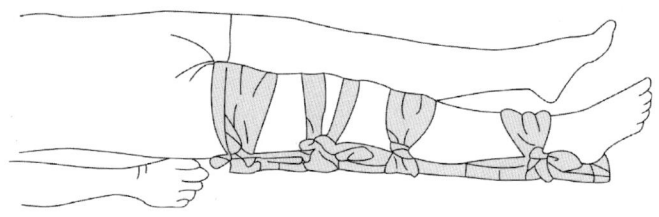

[그림 7-13] 슬관절 골절 응급처치

③ 하퇴골 골절(Fracture of the leg)

가. 증상

무릎과 발목 사이에는 경골, 비골 두 개의 뼈가 있는데, 직접적으로 힘을 받거나 경골 장축으로 힘을 받았을 때 골절이 생긴다. 한 개 혹은 두 개가 전부 부러질 경우가 있는데, 두 개가 부러졌을 때는 골절의 일반 증상이 나타나지만 한 개만 부러졌을 때는 기형이 나타나지 않고 발목 바로 위의 골절을 삔 것으로 잘못 알게 되는 수도 있다.

나. 처치

가) 무릎 위에서 발꿈치까지 닿는 부목을 다리 양 옆에다 대어준다.

나) 발목 위, 무릎 밑, 무릎 위, 대퇴 중간 부위 등 4곳을 붕대로 매어 고정시킨다.

다) 부목, 대용 부목이 될 만한 것이 없을 때는 양다리 사이에 부드러운 물건을 괴고 양다리를 함께 묶어 고정시킨다.

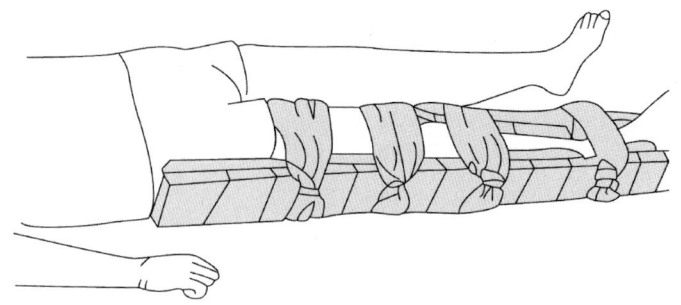

[그림 7-14] 하퇴골 골절 응급처치

④ 족 관절 부위 골절

가. 증상

무거운 물체가 발에 떨어지거나 발 위를 굴렀을 때, 높은 곳에서 뛰어내리든
지, 심하게 신전될 때 생기며 골절의 일반 증상과 같다.

나. 처치

가) 발이 부어오르면 통증을 막기 위해 구두와 양말을 벗긴다.

나) 두터운 패드나 작은 베개를 부목과 함께 대 준다.

다) 발목과 발목 위에 두 군데를 붕대로 고정시킨다. 너무 꼭 잡아매지 않도록
한다.

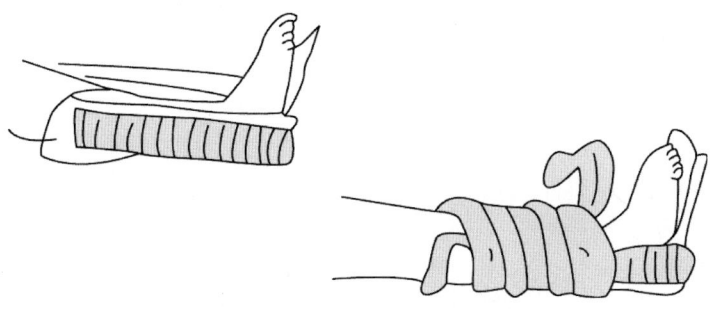

[그림 7 - 15] 족관절 골절 응급처치

4. 탈구(Dislocation)

강한 외력에 의하여 관절이 어긋나 뼈가 제자리에서 물러난 상
태가 탈구이다. 탈구가 되면 뼈를 연결하는 인대 및 관절을 둘러
싼 관절막이 파열되면서 관절낭이 부분적 혹은 전면적으로 손상된
다. 관절 주위의 혈관, 건, 근육 및 신경이 손상을 입는 경우가 많

다. 탈구와 염좌는 정도의 차이는 있으나 관절 부위에 부종, 통증, 운동제한 등을 가져온다.

1) 원인

관절을 형성하는 뼈가 타박을 당하든가, 떨어지거나 넘어질 경우와 심한 근육 운동을 할 때는 관절막이 파열되면서 관절낭 밖으로 튀어 나온다. 견관절, 손가락관절이 그 빈도가 높으며 하악골, 전완골, 대퇴골 및 슬개골의 탈구 등도 많다.

2) 증상

① 골두가 관절와에서 벗어나 부정위치에 멎어 있기 때문에 관절의 기형, 종창과 운동장애가 일어난다.
② 움직이려고 할 때 격통을 일으키고 힘차게 고무봉을 구부릴 때와 같은 탄력성 있는 저항을 느낀다.
③ 팔다리일 경우에는 연장 또는 단축이 있다.

3) 처치

의사의 치료를 받을 수 있는 장소에서 탈구가 발생하면 문제는 없으나 응급적인 처치를 필요로 하는 경우에는 다음 사항에 대해 주의해야 한다.

(1) 탈구는 가능한 한 신속하게 정복시키는 것이 좋다. 그러나 특별한 비상시가 아니면 전문 의료요원이 아닌 사람이 탈구를 바로 잡으려고 해서는 안된다.

(2) 외력의 정도, 방향, 근력 등을 고려해서 골절을 수반하고 있는가의 여부를 먼저 판단하며 다소라도 의심스러울 땐 정복하지 말아야 한다. 골절은 안정을 취해도 심한 통증이 있다. 그날 밤은 대개 수면할 수가 없을 정도로 아픈 것이 보통이나 탈구는 전체적으로 약간의 통증은 있으나 움직이지만 않으면 비교적 아프지 않다.

(3) 지지붕대를 한 뒤 안정(찬물 찜질을 하는 것도 좋음)을 취하고 의사를 기다리든지, 움직이지 않도록 해서 의사에게 보낸다.

(4) 관절을 삐어서 뼈가 제자리를 벗어나 어긋난 단순한 탈구일 때는 다음과 같이 저치한나.

① 부목은 필요 없으며 삼각건을 사용한다.

② 골절을 당하였을 때와 같이 다루며, 탈구의 부위를 높여 준다.

③ 환자나 처치원이 탈구를 제자리에 돌릴 수도 있으나(정복법), 무릎 혹은 대퇴의 탈구는 섣불리 시도하지 말고 전문의의 진찰을 받아 고정시킨다.

④ 전문의의 처치를 받기까지는 찬물 찜질을 하여 통증과 부종을 막도록 한다.

⑤ 손가락이나 발목의 탈구일 때에는 탈구된 양쪽 뼈를 양손으로 단단히 붙잡고 뼈가 제자리에 들어맞을 때까지 일직선으로 서서히 잡아당긴다.

5. 염좌(Sprain)

1) 원인 및 증상

골절, 탈구의 전 단계이다. 염좌(sprain)는 직접 또는 간접으로 관절을 타박하든가 염전과 차질을 가져왔을 때, 관절이 정상운동을 넘어 과도하게 운동했을 경우 일어나며 경우에 따라서는 출혈을 수반하고 관절낭, 인대 또는 근육, 건 등의 열상 혹은 단열을 가져 오기도 한다. 국소에 격통과 부종을 일으키고 탈구하려다 다시 원 위치로 돌아온 것이기 때문에 관절운동이 불가능한 것은 아니나 현저히 억제되며 골막염을 병발시키는 경우도 있다.

2) 처치

염좌와 탈구, 관절 골절은 구별이 어려울 때가 있다. 이러한 경 우는 골절로 보고 처치하는 것이 좋다. 몇 분 동안 통증이 계속된 뒤 가벼운 것으로부터 인대가 터지는 등 조직의 파열이 오는 중증 손상도 있기 때문에 응급처치를 하여야 한다.

(1) 일반적 응급처치

① 부종을 막기 위해 상처 부위에 찬물 찜질을 한다.
② 그 관절을 절대 안정시키고 골절 시와 같이 염좌 된 부위를 높여 준다.
③ 염좌 된 부위 위에 무거운 압력을 가하지 말아야 한다.
④ 발목뼈가 염좌 되었을 때는 붕대를 만들어 발뒤꿈치를 졸라매어 고정한다.

(2) 경증 시 응급처치

단순한 염좌는 PRICES의 원칙, 즉

① 보호의 원칙(protection)
② 안정의 원칙(rest)

③ 냉각의 원칙(icing)

④ 압박의 원칙(compression)

⑤ 거상의 원칙(elevation)

⑥ 고정의 원칙(support)으로 처치하는 것이 최상의 방법이다.

잠잘 때나 걷지 않을 때는 고정물질은 제거한다. 그러지 않으면 혈액순환을 저해하여 회복을 지연시킨다.

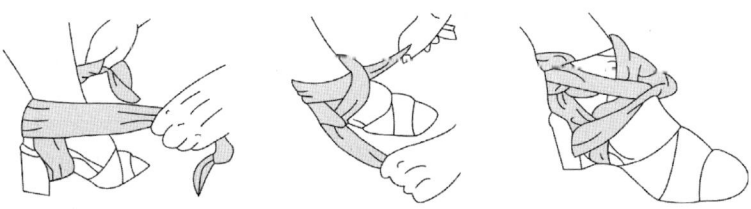

[그림 7-16] 발목 염좌 붕대법

6. 골절 및 관절·근육 손상의 처치 요점

(1) 대개의 골절에는 출혈이 있으면 지혈하고 환부에다 부목을 대어 주며 쇼크에 대해 처치를 하는 등 일반적인 처치를 한다. 복잡골절의 경우에는 출혈을 막은 다음 부목을 하되, 부목은 튼튼하고 충분히 긴 것으로 하며, 부목을 묶는 천도 충분한 길이의 것으로 사용하며, 혈액순환에 장애가 될 정도로 단단히 묶어서는 안 된다. 만약 당장 의사의 치료를 받을 수 없는 경우라면 의복 위에 대는 것도 무방하다.

(2) 골절환자는 흔히 쇼크를 일으킬 수 있으므로 항상 염두에 두고 환자를 관찰하여야 한다.

(3) 골절환자를 위하여 부목을 대어 줄 경우 환자의 움직임에 각별히 신경을 써야 하는데, 우선 부목을 완벽하게 한 후 환자를 움직여야 할 것이다. 자칫 부목을 대기 전에 환자를 잘못 움직일 경우, 단순 골절이 복잡골절로

바뀌게 될 수도 있기 때문이다.

(4) 부러진 뼈끝을 맞대어 맞추고 골절 부위를 살핀다거나 무리하게 원위치로 돌리려고 해서는 안 된다. 팔과 다리처럼 긴 뼈 이외에는 부러진 뼈를 펴려고 해서는 안 된다. 돌출된 뼈끝을 상처 속으로 밀어 넣는 것도 절대 금물이다. 또한, 이런 환자를 운반할 때는 더더욱 충분한 주의가 필요하다.

(5) 특히 주의해야 할 몇몇 특수한 골절이 있다. 두개골과 척추골과 골반의 골절은 세심한 주의를 기울여 다루지 않으면 후유증을 남기고 심하면 사망한다. 이와 같은 골절은 매우 위험하기 때문에 어떻게 처치해야 할 것인가를 충분히 생각한 다음 처치에 착수할 필요가 있다.

(6) 두개골 골절 환자는 앉거나 일어서지 못하게 하고 눕혀서 얼굴이 붉은 것 같으면 머리와 어깨를 약간 높게, 안색이 창백하면 수평으로 하든지 머리를 약간 낮게 한다. 이러한 환자는 음료를 주어서는 안 되는 환자이다.

(7) 척추 골절일 경우 부득이한 경우 외에는 환자를 움직여서는 안 된다. 머리와 몸을 구부리게 한다거나 비틀거나 하는 것도 금해야 한다. 쇼크 체위와 같은 자세를 취하지 않도록 해야 하고, 다만 수평으로 눕게 한다. 척추 골절환자는 딱딱한 들것이나 편편한 판에 단단히 고정시켜 운반한다.

(8) 경부 골절이라면 반듯하게 눕히고 얼굴이 옆을 향하지 않도록 베개나 모래주머니로 고정해서 운반한다. 머리와 목 밑에 대는 것을 잊지 말아야 한다.

(9) 비골 골절의 경우에는 배를 깔고 눕게 해서 운반하지만 운반할 거리가 먼 경우에는 반듯하게 눕히고 허리 밑에다 천을 댄다.

(10) 척추 골절의 의심이 있고 또 골절 장소가 불명확할 경우에는 경부 골절과 같이 다룬다. 목과 등의 양쪽 부위가 모두 골절이 된 경우에는 목의 골절과 같이 다룬다.

(11) 골반 골절의 경우 부득이한 경우를 제외하고는 환자를 움직이지 말아야 한다. 쇼크처치를 하려고 움직이는 것도 금한다. 다만 반듯하게 눕히고 다리를 곧게 하든가, 높게 하든가 편한 자세를 취하게 하고 가능한 한 몸을 고정시킨다. 발목과 무릎 부위를 양다리와 함께 묶고 허리의 양쪽 곁에 베개를 대고는 붕대나 삼각건을 고정시킨다. 딱딱한 들것에 몸을 단단히 맨다.

(12) 탈구 환자는 원칙적으로 탈구된 뼈를 원상으로 회복시키려 해서는 안 된다. 다만 환자를 편한 자세로 있게 하고 환부 부근의 옷을 느슨하게 하며 환부를 받쳐 쇼크에 대한 처치를 실시한다.

(13) 염좌는 골절과 혼동하기 쉬우므로 골절로 간주하고 처치한다. 염좌가 된 관절은 움직이지 않도록 하고 가능하면 환부를 높게 한다. 냉각시킨 천이나 얼음주머니를 관절에 댄다.

(14) 근 단절은 근육과 건이 단축된다든지, 근육의 조정이 원만하지 못하여 붓

고 변색되며, 근 단절이 된 부분을 절룩거리거나 경직되는 것이 보통이다. 이에 대한 처치는 환부를 안정시키고 가능하면 높게 해 주며 찬물 찜질이나 얼음주머니로 환부를 냉각시킨다.

(15) 좌상은 뼈, 근육, 건, 혈관 및 그 밖의 조직에 손상을 주는 것과 같은 강한 타박에 의해 일어난다. 쇼크에 대한 처치를 하며 환부를 가능하면 높게 하고 움직이지 않도록 하고 찬물 찜질이나 얼음주머니로 냉각시킨다.

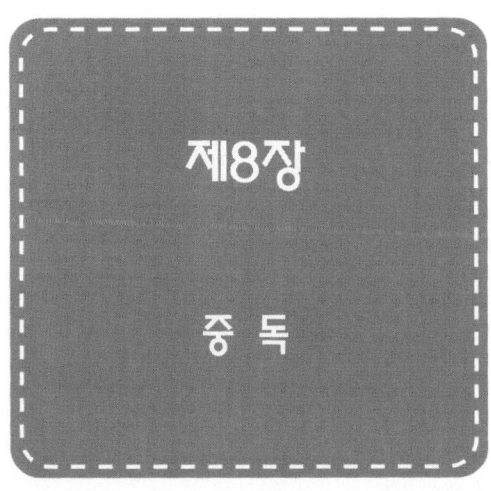

제8장

중독

어떤 형태(액체, 고체, 기체)의 독성물질이든 간에 인체 내에 들어오거나 피부와 접촉함으로써 일시적 혹은 영구적인 손상을 가져오는 것을 말한다. 일단 중독성 물질은 인체 내에 들어오면 혈액을 통해 모든 조직에 급속히 퍼져 생명을 위협하는 응급상황을 초래할 수 있다.

1. 약물중독

우리의 생활 주변에서 쉽게 접촉할 수 있는 상비용 약물(수면제, 진통제, 방부제, 살충제), 알칼리, 산 등의 각종 화공약품에 의한 중독 및 농약에 의한 중독사고 등이 흔히 발생한다.

1) 증상

① 증상은 약품의 종류, 먹은 분량, 먹은 후 경과된 시간 등에 따라 다르다.
② 만약 부식제를 마셨으면 입과 허가 타고 헐게 되며, 최면제를 마셨으면 잠을 자며 의식이 없어진다.

③ 때로는 극약의 용기(약병 등)를 근처에서 발견할 수 있으며, 자살의 목적으로 극약을 먹은 사람의 주위에서는 흔히 용기가 발견된다.

2) 예방

어린아이들의 보호에 특히 주의하며, 다음 사항에 유의한다.
① 약품 및 독물은 서랍 속에 넣고 잠가 두거나 어린이의 손에 닿지 않는 곳에 둔다.
② 모든 약병에 약 이름 표찰을 붙이고 극약이 들어 있는 병은 특별히 구별하여 따로 두도록 한다.
③ 어두운 곳에서는 약을 먹지 말 것이며, 약은 표찰을 여러 번 읽어 확인한 다음에 먹는다.

〈표 8-1〉 약물과 중독증상

약 물	증 상
진통제 • 아스피린(경구투여) • 파라아세타몰(경구투여)	• 상 복부통, 오심, 구토, 이명, 한숨 쉬는 듯한 숨, 혼돈 • 처음에는 효과가 거의 없다. 후에는 간 손상의 양상을 보인다. 상 복부통과 만질 때의 동통, 오심, 구토
신경안정제 • 수면제(경구투여) • 진정제(경구투여)	• 중추신경억제작용, 호흡장애, 혼수 무력감과 졸음이 오며 무의식에 빠짐 • 얕은 호흡 • 약하고 불규칙한 비정상적으로 느리거나 빠른 맥박
흥분제와 환각제 • 카페인 • 암페타민 • 코카인 등	• 식욕감퇴, 졸음억제 • 빈맥, 혈압상승, 흥분, 빠른 호흡 • 두통, 불안 상태
흡입제 • 본드, 부탄가스, • 분무용 페인트 등	• 환청과 환각, 의식불명, 저산소증

3) 응급처치

환자가 의식이 없을 때는 기도를 개방하고, 필요하면 즉시 구조

호흡을 하고 환자가 의식이 있을 때는 흡수된 독물을 희석시키거
나, 독물의 흡수를 지연시키기 위해 다음과 같이 처치한다.

(1) 희석

많은 양의 액체를 마시게 하면 위 안의 독이 희석되며, 토하기도 쉽게 된다.
액체로서는 미지근한 소금물, 음료수 혹은 우유 등을 마시게 한다.

(2) 위세척

독을 희석하기 위하여 다량의 음료를 마시게 하며 동시에 독을 위장으로부터
씻어 내게 한다. 음료를 많이 마셔도 토하지 않으면 환자의 목젖을 자극하여
구토를 유도할 수도 있다.

(3) 해독

되도록 빨리 희석과 위세척을 한 다음, 먹은 독에 대한 해독제가 있으면 먹인
다. 모든 경우에 있어서 쇼크에 대한 응급처치를 실시한다.

〈표 8-2〉 구토를 유발하지 말아야 하는 경우

① 의식이 명료하지 않는 환자
② 경련 중인 환자
③ 강산 또는 강알칼리, 세척제 등의 부식성 물질을 복용한 환자
④ 입 주위나 구강 내에 복용물질에 의한 화상이 있는 환자
⑤ 경유, 광유, 광택제, 가구 세척제 등의 석유화학 물질을 복용한 경우(폐로 흡인된 경우는 화학성 폐렴을 초래할 수 있다).
⑥ 구토 반사가 소실된 경우

2. 각종 중독의 기본 요법

1) 토제

토제란 구토를 유도하는 것으로 진정제(수면제)에 의한 중독일 경우에는 진정제가 구토의 반사작용을 억제하기 때문에 그다지 효과가 없다. 그런 경우에는 목안을 자극해서 토기를 유발시키도록 한다. 구토를 유발하는 물질로는 다음과 같은 것들이 있다.

(1) 고추 가루

더운물 한 컵에 1~3티스푼의 고추 가루를 타서 마시게 하면 구토가 유발된다.

(2) 소금

더운물 한 컵에 1~2티스푼 정도의 소금을 넣은 소금물이 구토유발 작용이 있다.

(3) 비눗물

더운 물에 용해시킨 비눗물은 토제로도 작용하며 여러 가지 금속염, 특히 염화 제2수은(승홍)에 대한 해독작용을 나타낸다.

(4) 다량의 더운물

상당히 많은 양의 물을 마시면 구토중추를 자극하여 구토를 유발케 한다.

2) 산에 대한 해독제

유독한 산을 마셨을 경우에는 그 산을 중화시키지 않고 구토를 유발하면 안 된다. 마그네슘, 산화마그네슘, 석회수나 물에 용해시킨 비누 등이 효과적이다.

3) 알칼리에 대한 해독제

유독한 알칼리를 마셨을 경우에는 그 알칼리를 중화시키지 않고 구토를 해서는 안 된다. 여기에는 희석한 초산, 레몬주스, 과일주스 등이 효과적이다.

3. 유독가스 중독

유독가스 중독 중 그 발생 빈도가 높은 것은 일산화탄소와 아황산가스 중독이다. 유독가스에 대한 증상은 다음과 같다.

1) 원인과 증상

<표 8-3> 유독가스중독 원인과 증상

가스	원인	증상
연기	• 화재현장 • 유독가스와 연기흡입	• 기도자극으로 기도경련과 부종유발 • 호흡곤란과 기침, 천명을 동반 의식을 잃는다.
일산화탄소	• 자동차 배출가스 • 화재의 연기 • 불완전 연소 시	• 만성적 노출: 두통, 혼미, 구토, 요실금 유발 • 급성중독: 빠르고 힘든 호흡과 피부 청색증, 의식장애, 의식소실 유발
이산화탄소	• 지속적 밀폐된 공간 (우물, 탱크, 구덩이)	• 호흡곤란, 두통, 어지러움, 의식소실이 빨리 진행된다.
아황산가스	• 자동차 배출가스 • 화석연료 많이 사용하는 공장지대	• 호흡기 자극으로 호흡곤란 • 천식발작, 만성기관지염

2) 응급처치

① 현장조사와 함께 응급의료기관에 연락한다.
② 1차 기본조사(A B C)와 2차 조사를 실시한다.
③ 회복자세를 취해 준다.
④ 증거물을 확보한다.
※모든 경우에 있어서 충격(shock)에 대한 응급처치를 실시한다.

4. 식중독

식중독은 일반적으로 유독 물질이나 미생물이 음식물에 혼입되어 있다가 미생물이나 그 미생물이 발생한 유독 성분을 음식과 함께 섭취함으로써 생기는 급성 질병이라 할 수 있다. 식중독은 원인이나 발생 방식에 따라 분류된다.

1) 종류

(1) 세균성 식중독

① 감염형 식중독

종전에는 살모넬라균(Salmonella species)이 대표적인 균종으로 되어 있었으나, 최근에는 비브리오균(Vibrio species)이 중요한 원인 균으로 발견되고 있다. 살모넬라균에는 수십 종류가 있어 쥐, 소, 돼지 및 어류에서 발생한다고 한다. 이 균은 길이 약 2~4㎛(1㎛=1/1,000㎜)로 매개물에 의해 운반되어, 장내에서 번식하고 잠복기가 지나면 두통, 오한이 생기고 급성 위장 증상으로 복통, 설사 및 혈변을 나타내므로 전신권태, 불면증, 갈증 등이 일어난다.

〈표 8-4〉 세균성 식중독 상황

균의 종류	발생장소	잠복기	발열	증상
비브리오균	해수, 어패류	8시간	38℃	상복부통, 구토
살모넬라균	생선, 어묵, 두부	24시간 이내	38~40℃	하복부통, 설사
포도상구균	김밥, 화농물, 유제품	30분~6시간	37℃	하복부통, 구토

② 독소형 식중독

감염형 식중독보다 그 발생이 많으며 이 균은 자연 환경에 저항력이 강하기 때문에 사람이나 동물의 피부와 실내에 분포하면서 음식물에 들어가 중독을 일으킨다. 특히, 상처부위의 농이 식품에 들어가서 독소가 생성된 경우가 많은데, 이 포도상구균(Staphylococcus species)은 0.8㎛ 정도의 세균으로 우유나 유제품을 많이 취하는 나라에서 발생률이 높다. 또 보툴리누스균(Botulinus botulinum)은 혐기성 균으로서 독소를 발생하며 식품이 토양에 오염될 때 산소가 없는 상태에서도 오래 보관될 수 있으며 무서운 독소를 만들어 낸다. 보톨리너스균 식중독의 특이한 증상으로는 구토, 복통이 있으며 이어서 설사, 복부 팽만감이 느껴지며 신경계 증상으로 삼키기가 곤란한 증상이 나타나며 일어설 수가 없고 시력장애 등이 오며 결국 호흡중추 마비로 사망할 가능성이 극히 높다. 예방책으로 소시지, 통조림 등의 음식을 먹기 전에 고압멸균을 하고 저장 식품은 위생적으로 관리할 필요가 있다.

(2) 복어중독

복어류는 간장이나 난소 등의 내장에 테트로도톡신(Tetrodotoxin)이라고 하는 유독성분이 함유되어 있기 때문에 중독사하는 경우가 있다. 복어 한 마리로 성인 33명의 생명을 빼앗을 수 있는 맹독을 지니고 있다.

〈표 8-5〉 복어 종류에 따른 독성

① 맹독성: 검복, 매리복, 졸복, 황복 등
② 강독성: 까치복, 바실복, 청복 등
③ 무독성: 밀복, 꺼끌복, 가시복, 불올복, 거북복 등

① 복어중독의 증상

복어중독의 증상은 대개 섭취 후 3~6시간에 발현한다. 호흡마비로 사망하기까지는 대략 4~6시간인 경우가 많다. 사망률은 40~80%로 알려져 있으나 증세가 경미하면 회복은 비교적 빠르다.

〈표 8-6〉 복어중독 증상

중독	증　　　상
제1도	입술 및 혀끝의 감각저하, 오심, 구토
제2도	사지말단의 지각둔화, 피부감각, 미각 및 청각의 둔화, 운동마비
제3도	운동불능, 골격근이완, 근 반사 소실, 발성불능, 연하곤란, 혈압하강
제4도	의식혼탁, 호흡정지, 허탈(말초혈관마비)

2) 식중독의 일반적 응급처치

(1) 우선 토하게 한다. 식후 얼마 되지 않아 발생하였을 때는 미지근한 물이나 묽은 소금물을 많이 마시게 하여 몇 번이고 토하도록 한다.
(2) 토한 후에는 보온에 유의한다.
(3) 식후 여러 시간이 경과한 후에는 토할 필요가 없이 환자를 절대로 안정시켜야 한다.
(4) 증상이 심할 때는 배에 얼음주머니를 갖다 대어 차게 하며 복통이 심할 때에는 그 부분에 더운 물 주머니를 대어 따뜻하게 한다.

5. 유독생물에 의한 중독

1) 독사교상

(1) 원인 및 증상

일단 뱀에 물리면 정신적인 이유로 안면이 창백해지는 쇼크 상태에 빠진다. 독사에게 물렸을 때(독사 교상)는 선명한 이빨 자국이 두 군데에 생기며, 곧 부어오르고 피부가 암자색으로 변하면서 통증이 온다. 전신적인 증상으로는 호흡곤란, 빠른 맥박, 구토 등이 나타나며 실신 상태로 빠지기도 하며 독(신경 독·혈액 독)이 혈관내로 직접 퍼지면 증세가 급격히 악화된다. 우리나라에 서식하는 뱀은 14~15종류로 알려져 있고 그 중 살모사, 까치 살모사, 불독사가 강한 독을 가지고 있다고 한다.

(2) 독소의 특징

독사 교상으로 인한 중독은 독사의 이빨에서 분비되는 독이 물린 상처를 통해 체내로 들어와 일으킨다.

① 신경독소

입과 목 그리고 호흡근을 마비시킨다.

② 혈액독소

용혈 현상을 일으켜 혈관벽의 내벽파괴, 적혈구 용혈, 조직세포 파괴로 내출혈을 일으킨다.

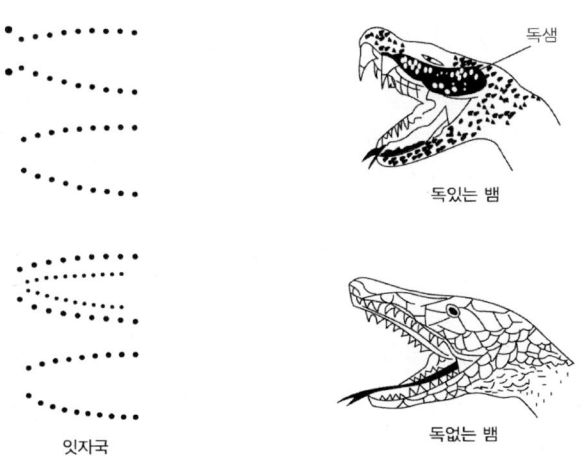

잇자국   독샘
              독있는 뱀
              독없는 뱀

[그림 8-1] 뱀의 이빨자국

(3) 독사 교상 시의 일반적인 응급처치

(1) 환자의 몸은 병독이 전신에 퍼짐을 최소화하기 위해 안정시킨다.
(2) 교상부위를 확인하고 비누와 물로 부드럽게 교상부위를 닦아 낸다.

(3) 교상부위의 상하를 붕대로 정맥혈류만 차단시킬 정도로 묶는다(정맥압박
　 대) 압박대의 원위부에서 맥박이 촉지될 정도의 압력으로 묶는다.

(4) 사지를 부목으로 고정한다.

(5) 가능하면 물린 부위를 심장보다 낮게 한다(종아리면 무릎을 세운다).

(6) 맥박, 호흡 등의 생체징후를 측정한다.

(7) 쇼크의 징후가 나타나면 환자를 쇼크자세로 유지한다.

(8) 가능한 빨리 후송하여 항독처치를 받도록 한다.

(9) 이송 중 환자가 구토를 할 수 있으므로 유의하여야 한다.

(10) 구강을 통하여 어떤 것도 복용시켜서는 안 된다.

(11) 얼음찜질은 금지한다(사독을 차갑게 하면 독성이 더욱 심해진다).

2) 독충, 독어의 해

　야외 활동에서 문제가 되는 것들 중에 독이 있는 벌레나 식물 그리고 해수욕이나 캠핑에서의 독 있은 해파리, 해초 등이 문제가 된다. 벌레에 물리면 그 부분이 빨갛게 부어오르고 물집이 생겨 아프며, 해파리에 쏘였을 때는 쥐가 나고, 통증 유발뿐만 아니라 쇼크에 빠지는 경우도 있다.

(1) 벌이나 쇠똥벌레 등에 쏘였을 때

① 심한 통증이 일어나서 쏘인 곳을 알 수 있으며 독침이 그대로 살 속에 남
　아 있으면 뺀다.

② 암모니아수나 알코올, 안티프라민을 바른다. 바른 암모니아가 마르면 물로
　씻어 내고 부어 있는 곳에 연고류를 바르고 약품이 없으면 콜드크림에 중
　조를 섞어서 바르는 것이 통증도 덜 하고 효과가 있다.

③ 얼굴에 쏘였을 경우는 약물이 눈이나 입에 들어가지 않게 조심한다.

④ 독나방 가루나 묻었을 때는 염증을 막기 위해 흐르는 물에 씻어 내고 연고
　류를 바르고 찬물 찜질을 한다.

(2) 해파리에 쏘였을 때

해수욕을 즐기는 사람, 바닷가에 사는 사람 또는 어부들이 흔히 해파리에 쏘여서 그 통증으로 극도의 충격이나 탈진 상태를 초래하는 경우가 발생한다.

① 환자를 진정시킨다.
② 상처 부위에 알코올, 식초를 몇 분 동안 부어서 침 세포를 불활성화시킨다.
③ 침 세포가 독을 분비하기 전에 없애며 분비된 침독을 중화시킨다.

3) 광견병(공수병)

광견병에 걸린 개에 물리면 인체에도 감염이 될 우려가 있다. 이 병은 개뿐만 아니라 고양이, 여우 등 광견병에 걸린 동물에게 물렸을 때 또는 상처가 난 곳을 핥을 때 침이나 콧물 속에 섞여 있다가 인체에 감염된다.

(1) 응급처치

① 광견병이 있다고 생각되는 동물(주로 개, 고양이)에 물렸을 때는 비누와 물로 상처를 깨끗이 씻고 건조시킨다.
② 소독약을 바르고 소독된 거즈를 대고 붕대를 감고 환자를 빨리 의료진의 도움을 받도록 한다.
③ 동물은 수의사의 감시하에 광견병이 있는가를 확인하도록 한다(광견병엔 아직까지 치료약이 없는 상태다).
④ 사람의 경우 머리부위 이외의 교상이면 대체로 발병하기 까지 40일 정도 걸린다.

6. 유독식물에 의한 중독

독초에 의한 중독은 소아에서는 어린이들의 호기심에 의해 우발
적으로 섭취되거나, 성인에서는 독초와 식용식물을 혼동하여 섭취
함으로써 발생한다.

1) 증상

독초 중에는 피부를 자극하여 접촉성 피부염을 유발하는 것에서
부터 섭취하였을 때 순환장애나 중추신경계의 손상을 유발하여 사
망에 이르게 하는 것까지 다양하다.

〈표 8-7〉 독성식물에 의한 중독 증상

중독발생기관	증 상
순환계	빈맥, 혈압하강, 발한, 무력증, 축축한 피부, 쇼크
소화계	연하곤란, 구토, 설사, 경련
호흡계	호흡곤란, 기도폐쇄, 청색증
신경계	의식장애, 경련, 과다행동, 우울증
피부계	구진, 발진, 가려움증, 부종

2) 응급처치

① 순환기 쇼크를 유발하는 식물은 특이한 해독제가 없으므로 쇼크의 일반적
처치와 동일하게 처치하면서 신속히 병원으로 이송한다.
② 독초를 섭취한 환자에서 위장관 증상이 조기에 나타날 경우에는 구토가 환

자의 치료에 도움이 되지만, 아무 증세가 없는 경우에는 지나치게 구토를
유발하지 않는 것이 좋다.
③ 중추신경 장애시에는 기도, 호흡 , 순환을 유지하기 위한 기본인명 구조술
과 함께 환자를 신속히 병원으로 후송하며, 독초를 함께 가져오도록 한다.
④ 피부 중독시에는 비누와 물을 사용하여 피부를 세척한다. 이러한 처치는
30∼60분 이내에 해주는 것이 효과적이다.

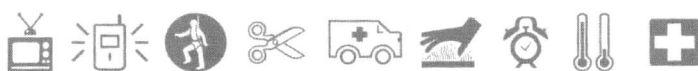

제9장

열과 냉에 의한 손상

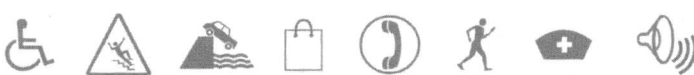

심한 열과 냉에 의한 손상으로 말미암아 불구가 되는 일이 있으며, 불구가 되지 않는다 해도 손상을 회복하려면 오랫동안 치료를 받아야 한다. 손상의 원인은 뜨거운 물에 직접 닿거나, 감전되거나, 강한 약품에 접촉하거나, 지나치게 강한 햇볕을 쬐거나, 너무 덥든가 너무 찬 곳에 오랫동안 머무르는 것 등이다.

1. 화상

열, 화학약품, 전기 등에 의해서 인체의 조직이 손상 없이 흡수할 수 있는 에너지의 양보다 더 많은 에너지에 노출되어 피부나 기타 조직이 손상된 것을 화상이라 한다.

〈표 9-1〉 화상의 원인에 따른 분류

화상의 종류	화상 원인
열상화상	화염, 뜨거운 물체, 증기, 뜨거운 액체
전기화상	가정용 저전압, 고전압, 아크, 번개
화학화상	강산, 강염기, 부식성물질, 용해제

1) 화상의 분류와 증상

화상은 상처 입은 면적의 크고 작음에 의해 국소 화상과 전신 화상으로 구분된다. 또한 화상의 깊이에 따라 여러 종류로 나누어지는데 일반적으로는 1도 화상, 2도 화상, 3도 화상의 3가지로 나눈다.

(1) 국소 화상

① 제1도 화상

표피가 붉게 변하여 따끔따끔하며 쓰린 통증을 느끼는 정도의 화상으로 상처의 흔적은 남기지 않는다. 이것은 일명 홍반성 화상이라고 한다.

② 제2도 화상

열의 강도가 1도 화상일 때보다 강열할 때 일어나는 화상으로 피부상층의 모세혈관뿐만 아니라 진피까지 손상되어 혈관으로부터 압출된 혈청 및 혈구가 상피와 진피사이에 모여서 물집이 생기고 통증은 심하며 화농하는 경우도 있다. 이것은 수포성 화상이라 한다.

③ 제3도 화상

제1도 및 제2도 화상보다 열도가 심한 경우에 일어나는 화상으로 피하조직(진피 아래에 있는 지방)이나 근육조직의 손상으로 처음에는 희게 보이나 정도가 심한 경우는 조직이 검게 타서 사멸되어 짓무른 상태로 된다. 통증은 물론 심하고 화농하여 잘 낫지 않으며 심한 경우 케로이드(두드러져 당김)를 남긴다. 이것은 탄화성 괴저라 한다.

이상과 같이 화상 깊이에 의해 3단계로 나누어지나 실제는 이 세 가지 화상이 혼합되어 나타나는 경우가 많다. 예를 들면 가장 심한 중심부는 제3도 그 옆은 제2도 제일 가장자리가 붉게 된 부위는 제1도로 복합적인 양상으로 다른 정도의 화상이 동시에 나타난다.

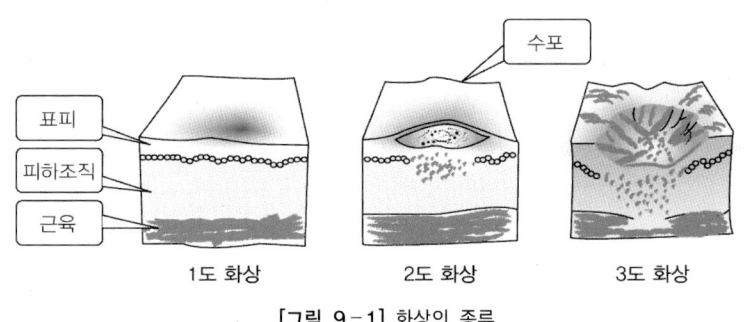

[그림 9-1] 화상의 종류

(2) 전신 화상

전신 화상은 열의 강약이나 조직의 손상 정도보다도 화상 면적의 크고 작음에 의해 위험도가 결정되는 것으로 화상이 체표 면적의 1/2 이상(50%)을 넘을 때는 매우 위험하다. 이는 체내의 체액 성분의 감소와 혈구 및 조직의 괴저로 인한 자가 중독을 일으키기 쉬우며. 또 처치를 잘못하므로 인하여 간혹 세균감염에 의해 파상풍이나 화농증 등을 병발하여 사망하게 되는 예도 있으므로 주의를 해야 한다. 화상을 입은 직후에는 단지 격심한 통증만 호소하고 의식은 명료하더라도 시간이 경과함에 따라서 점점 의식을 잃게 되어 헛소리를 하기도 하며 또는 경련을 일으키게 되고 이어서 혼수상태에 빠지고 중상의 경우에는 화상 입은 후 수 시간 또는 1~2일에 사망하게 된다. 때에 따라서는 수일 후 차차 쇠약해져서 사망하거나 화농을 일으켜 패혈증으로 사망하게 되는 경우도 있다.

2) 화상 면적(범위)의 측정법

화상의 심도와 범위를 함께 고려하여 치료의 기준으로 삼아 아래와 같이 분류한다. 여기에는 화상의 범위를 체표면적의 백분율(%)로 표시한 '9의 법칙'이 이용된다. 화상 상처의 심도는 매우 중요하며 동시에 화상을 입은 신체부위의 면적은 치료와 예후에 있어서 매우 중요하다.

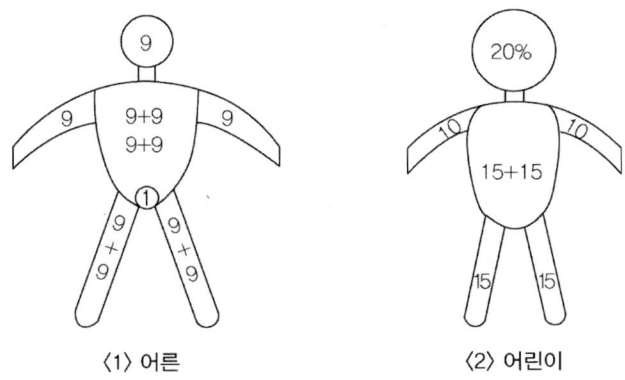

〈1〉 어른   〈2〉 어린이

[그림 9-2] 화상의 범위 측정

3) 화상의 중증도 결정 요소

① 화상의 원인(화재, 가스, 물)
② 화상의 깊이와 면적

③ 손상부위(얼굴, 손, 발, 회음부)
④ 환자의 연령(소아, 노인) 및 건강 상태

〈표 9-2〉 화상의 중증도 구분

경증화상	• 체표면적 2% 미만의 3도 화상 • 체표면적 15% 미만의 2도 화상(소아인 경우 10% 미만) • 체표면적 50% 미만의 1도 화상
중등화상	• 체표면적 2-10% 미만의 3도 화상 • 체표면적 15-25% 미만의 2도 화상(소아인 경우 10-20% 미만) • 체표면적 50-75% 미만의 1도 화상
중증화상	• 흡입화상이나 골절을 동반한 화상 • 손, 발, 회음부, 얼굴의 화상 • 체표면적 10% 이상의 3도 화상 • 체표면적 25% 이상의 2도 화상(소아인 경우 20% 이상) • 노인이나 기왕의 질환이 있는 환자에서의 2도 화상 • 전기화상

4) 화상 응급처치

화상의 응급처치는 다음의 단계로 처치한다.

① 화상의 과정 중단
② 통증 완화
③ 필요하면 심폐소생술을 실시
④ 감염 위험성의 최소화
⑤ 쇼크의 예방
⑥ 동반된 손상의 처치
⑦ 환자를 병원으로 응급후송

(1) 화상부위 냉각

가벼운 화상의 처치는 즉시로 수돗물을 가볍게 흘리면서 5~10

분간 냉각시키며, 환부 이외의 몸은 담요로 싸서 보온시켜서 의사의 치료를 받도록 한다. 냉각을 이용하는 것은 체표 면적의 20% 미만인 경우에만 한다.

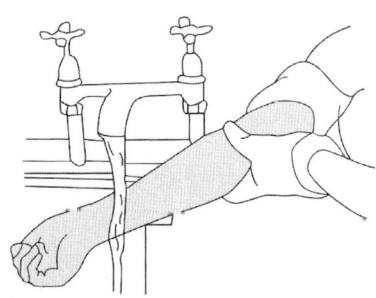

[그림 9-3] 화상부위의 냉각요법

(2) 감염예방

화상의 응급처치에서 두 번째로 중요하게 여기는 것은 세균에 의한 감염방지이다. 응급처치를 할 때는 결코 손이나 불결한 것을 화상 부위에 직접적으로 접촉시켜서는 안 된다. 환부를 멸균거즈나 멸균거즈가 없을 때는 깨끗한 천으로 덮고서 의사에게 보낸다.

(3) 쇼크의 예방

① 화상 환자는 격심한 통증과 체액손실로 인해 심한 쇼크에 빠지는 경우가 많으므로 반드시 쇼크의 예방과 함께 응급처치를 해야 한다.
② 환자가 물을 찾을 때는 의식이 명료하고 물을 넘기는 데 이상이 없다고 판단이 서면 1/2컵 정도를 서서히 조금씩 먹인다. 그러나 의식이 명료하지 않는 경우는 물을 주어서는 안 된다.

5) 화학약품에 의한 화상

(1) 피부에 접촉되었을 경우

화학 약품을 뒤집어쓴 경우에는 화학물질을 충분히 제거하고 난 뒤, 다량의 물이나 압이 있는 샤워기를 사용하는 것이 좋다. 물을 사용하면 고열이 발생하여 뜨겁게 느껴지나 그것은 일시적인 화학 반응현상에 지나지 않으므로, 재빨리 다량의 물을 사용하여 약 15 ~20분 정도 씻는다. 통증이 사라진 후에도 10분 정도 더 씻어 주어 피부에서 화학물질이 완전히 제거되도록 하여야 한다. 화학물질을 씻어 낸 후에는 건조한 소독거즈로 화상부위를 덮어 주고 병원으로 후송한다.

(2) 화학약품이 눈에 들어간 경우

신속히 많은 물로 눈을 씻는다. 이런 경우 안구뿐만 아니라 안검 뒤까지 주의 깊게 세안하고 속히 안과의사의 치료를 받도록 한다. 이때 눈을 씻는 적당한 용기가 없으면 대용으로 주전자나 컵에 물을 채워 환자를 반듯하게 눕히고 위에서 조심스럽게 흘러내리면서 씻어 내리도록 하면 좋다. 대야나 큰 그릇에 수돗물을 틀어 물에 담그고 눈을 물속에 잠기게 한 다음 눈을 깜박이면 씻어지기도 한다.

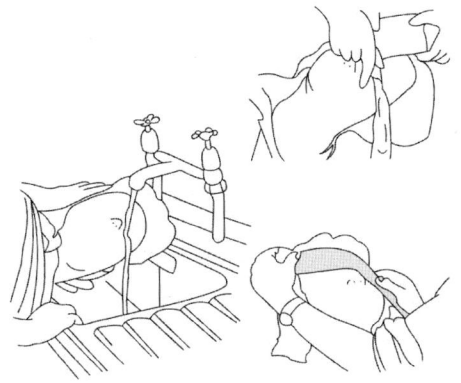

[그림 9-4] 안구 화학화상 시 응급처치

6) 전기화상

가장 흔한 전기손상은 낮은 전압의 직류전기에 의한 화상이고, 교류는 근육강축을 일으켜 전원에서 떨어지지 못하게 되거나, 골절, 심폐정지를 유발할 수 있다. 전기화상의 특징은

① 조직의 손상은 겉으로 보이는 피부의 손상보다 심하게 발생한다.
② 전기에너지에 의해 부정맥이 발생하여 심정지가 발생할 수 있다.
③ 여러 가지 합병증이 동반될 가능성이 많으므로 전기화상 환자를 발견하면
　1차 기본 조사를 실시하여야 한다. 화상 부위는 마른 드레싱을 덮어 주고
　붕대는 느슨하게 감아 반드시 후송시켜야 한다.

7) 화상 처치 시 주의사항

① 기도개방 및 유지
② 저체온증에 주의

③ 늘어붙은 의복은 뜯어내지 말 것
④ 보풀 있는 드레싱 금지
⑤ 로션, 연고류 등의 사용금지(열의 발산을 방해하여 통증감소에 지장 초래).
⑥ 안경, 손목시계 반지 목걸이 등 제거
⑦ 소주, 알코올, 오이, 감자, 된장 등의 사용은 절대금지
⑧ 물집은 터뜨리지 않는다.
⑨ 화상부위에 직접 얼음을 대지 않는다.

8) 화재발생 시 대피요령

불타는 건물 속에서 사람을 구조하는 데 가장 중요한 것은 신속한 판단과 행동이다. 사람들은 흔히 불을 겁내어 어쩔 줄 모를 때가 있는데, 만약 신속한 행동과 냉정한 판단이 없으면 불 속에 있는 사람은 타 죽든가, 연기와 가스에 질식당할 가능성이 크다.

(1) 불이 붙고 있는 장소에서는 3가지(연기, 불, 가스)와 싸우지 않으면 안 된다.

신선한 공기는 방바닥 가까이에 있다는 것을 잊지 말라. 그러므로 불이 붙은 방안에서는 되도록 엎드릴 것이며 불길과 독한 연기의 위험성을 피하기 위하여 입과 코는 젖은 수건으로 막아야 한다. 그러나 이 젖은 수건 마스크가 가스의 흡입을 완전히 막지는 못한다는 것을 잊지 말라. 화재가 일어난 곳에는 항상 일산화탄소가 발생하며 이 가스를 마시면 중독될 위험성이 있다.

(2) 의복에 불이 붙은 사람은 뛰거나 가만히 서 있지 못하게 하라

뛰는 것은 불에 부채질하는 것과 같으며 서 있으면 입과 코로 연기와 가스가 들어가기 때문이다. 이런 경우에는 즉시 환자를 땅에 눕히고 옷이나 이불 또는 담요 같은 것으로 덮거나 두드려 불을 끄며, 머리로부터 어깨로 차례차례 꺼내려 간다.

(3) 자신의 옷에 불이 붙을 경우

머리만 내놓고 이불이나 담요로 몸을 싸 불을 끄고, 이런 것이 없으면 그대로 땅바닥에 누워 천천히 뒹굴면서 손으로 불길을 끈다.

(4) 빌딩에서의 화재 시 대피요령

아래로부터 타 올라가는 경우에는 자기가 있는 방 외부 쪽의 문을 만져 보고, 문이 뜨거우면 그 문을 열어서는 안 된다. 문밖에 이미 굉장히 뜨거운 열기가 몰려 있어서 문을 여는 순간에 공기를 한 모금 마시는 것만으로도 죽을 수가 있으며, 또 문을 개방함으로써 공기를 통풍시켜 불길을 재촉하기 때문이다. 이런 때에는 속옷이나 담요를 묶어서 연결하여 한쪽 끝을 든든한 곳에 걸치고 안전한 곳의 창문으로부터 미끄러지면서 아래로 내려간다. 높은 창문으로부터 뛰어내리는 것은 최후의 수단이다.

2. 열 손상

신체 내부의 온도는 주위온도의 변화에도 불구하고 항상 일정하게 유지된다. 체온을 조절하는 기전은 땀을 흘리는 것과 피부 혈관이 확장되어 열을 발산하는 것이며 체온이 상승하면 피부를 통한 열의 손실을 증가시켜 균형을 유지한다. 체온조절 기능의 작동은 시상하부의 체온조절중추를 자극하여 피부혈관 확장, 땀샘 기능항진 등을 유발시킴으로써 이루어진다. 열을 손실하는 방법은 발한에 의한 증발, 복사, 대류, 전도 및 대소변을 통한 방법이 있다. 그러므로 열에 노출되어 발생하는 열손상은 정상적인 조절 기능이 압도되어 신체가 더 이상 열에 견딜 수 없을 때 발생한다. 열손상의 유형에는 열 경련, 일사병, 열사병 등의 형태로 크게 분류될 수 있다. 열손상은 주로 노년층, 영아나 비만자에게 발생률이 높고 운동선수나 훈련을 받고 있는 젊고 활동적인 성인에서도 발생한다.

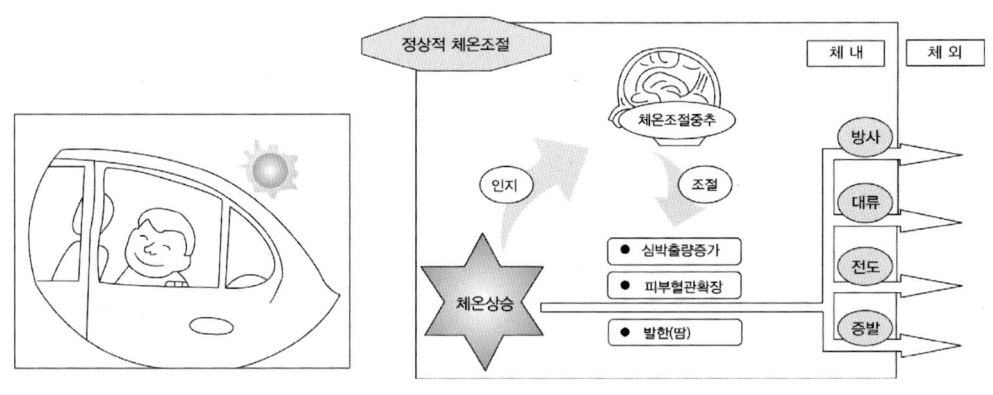

[그림 9-5] 정상적인 체온조절

1) 열사병

  열사병은 드물게 발생하지만 열 손상 중에서 가장 중증인 유형
으로, 40℃ 이상의 고열과 신경학적 이상 증상이 특징이다. 열사병
은 신체가 조절할 수 있는 체온의 방어기전보다 더욱 많은 열을
받을 때에 일어난다. 격렬한 운동, 덥고 습기 찬 환경, 밀폐된 장
소에서 흔히 발생된다. 무더운 여름날 어린이가 차 안에 갇혀 있
다면 열사병의 위험은 크나.

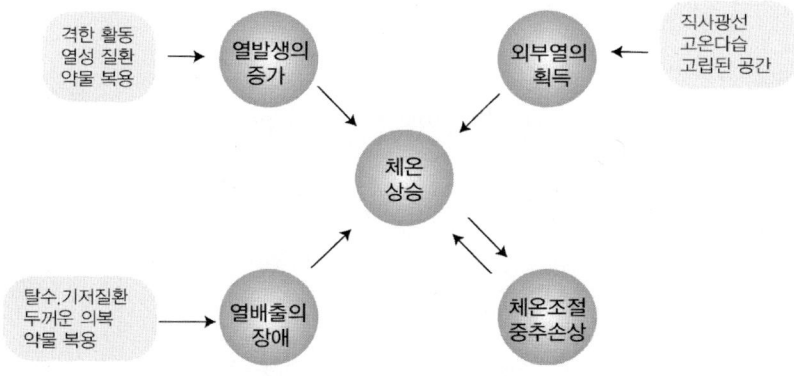

[그림 9-6] 열사병의 원인

(1) 증상과 징후

① 대부분 일사병의 징후가 나타난 후 열사병의 징후가 나타난다.
② 피부는 뜨겁고 건조하며, 붉은 색으로 변한다.
③ 땀을 분비하는 기전이 억제되어 땀을 흘리지 않는다.
④ 체온이 빠르게 상승하여 중심체온이 42℃ 이상으로 높게 상승한다.
⑤ 호흡수는 빠르고, 초기의 맥박은 빠르고 강하지만, 시간이 경과하면 맥박은
　더욱 약해지고 혈압은 저하된다.

(2) 응급처치

① 환자를 서늘하고 그늘진 곳으로 옮긴다.
② 기도유지, 호흡, 맥박을 확인하면서 충분한 물을 공급한다.
③ 환자 의복을 제거하고 젖은 큰 수건이나 시트로 환자를 덮고 바람을 분다.
④ 신속히 환자를 병원으로 이송한다.

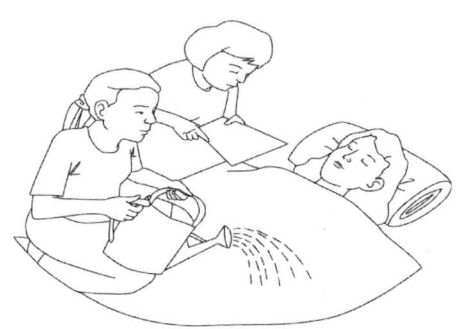

[그림 9-7] 열사병 환자의 냉각 방법

2) 일사병

일사병은 열 손상 중에서 가장 흔한 유형이며, 심한 발한으로 인하여 많은 양의 수분과 전해질을 소실하여 체액이 고갈되는 경우에 발생한다.

격렬하게 운동하는 사람들이나 뜨거운 태양 아래서나 뜨겁고 습기 찬 환경에서 열 방출이 잘 되지 않는 옷을 입는 사람들은 일사병에 노출되기 쉽다.

(1) 증상과 징후

① 수분소실로 인한 갈증호소와 두통, 오심, 현기증, 전신쇠약
② 체온은 대부분 정상이지만 간혹 상승하는 수도 있다(40℃까지도 상승).

(2) 일사병의 응급처치

① 더운 환경으로부터 그늘지고 시원한 장소로 격리한다.
② 의복을 충분히 제거하고, 꼭 끼는 의복은 느슨하게 한다.
③ 의식이 있으면 입으로 1ℓ의 수분을 공급한다(이온음료).
④ 의식이 나빠지거나 체온이 더욱 상승하면 즉시 병원으로 이송한다.

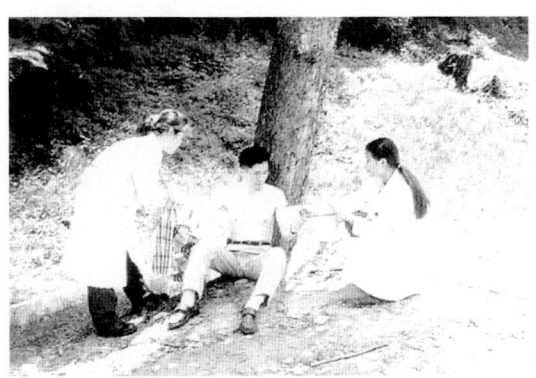

[그림 9-8] 일사병의 응급처치

3) 열 경련

열 손상 중에서 가장 경미한 유형으로서, 통증을 동반한 근육경련이 주된 증상이며, 대부분 하지에서 빈발한다. 전해질의 불균형으로 유발된다고 추정되고 있다.

(1) 증상과 징후

① 체온은 정상이나 피부는 축축하다.
② 근육의 경련을 유발한다.

(2) 응급처치

① 환자를 앉히거나 눕혀서 경련 중인 근육을 쉬게 한다.
② 수분을 공급한다.
③ 환자를 시원하고 그늘진 곳으로 이동한다.
④ 염분은 주지 않는다.
※ 열 경련 환자는 충분한 전해질을 갖고 있다. 다만 전해질이 적당하게 분해
되지 않았을 뿐이다. 적당한 휴식은 염분을 균등하게 분배하여 경련을 사
라지게 한다.

3. 한랭 손상

신체가 저온에 장시간 노출하게 되면 방어기전이 억제되어 체온
을 유지하지 못하고 체온이 저하되게 된다. 수분은 공기보다 온도
전도율이 30배 정도 높기 때문에 체온강하가 심하게 나타난다. 체
온이 35℃ 이하로 저하된 경우를 저체온증이라고 한다. 때때로 손,
발, 귀와 같은 신체의 일부가 추위에 노출되어 국소적인 한랭손상
이 오기도 한다.

1) 국소적 한랭 손상

(1) 동상(chilblain)

추운 환경에 지속적으로 노출된 경우에 발생하지만 조직이나 세포의 수분이 결빙되지는 않는다. 주로 귀나 코에서 빈번히 발생하며, 손상된 피부는 창백하게 나타난다.

(2) 침족병(Immersion foot)

참호족이라고도 하며 찬물에 지속적으로 노출될 때 발생한다. 도보여행자, 사냥꾼, 군인들에게 자주 발생한다. 피부에 주름이 잡히고 창백하고 차게 느껴진다.

(3) 동창(Frostbite)

국소적 한랭 손상의 가장 중증인 상태로서 조직이나 세포의 수분이 결빙된 것이다 세포 내의 수분이 결빙되었다는 것은 세포가 비가역적인 손상을 받은 것이다. 결과적으로 손상을 받은 세포는 괴사되거나 정상적인 기능을 상실하게 된다.

〈표 9-3〉 동창의 분류별 증상

분 류	증 상
1도 동상	• 찌르는 듯한 통증, 소양증, 피부는 창백하다. • 감각이 둔해지고 심한 통증이 생긴다.
2도 동상	• 피부색이 검푸른 적자색으로 변하고 물집이 생긴다.
3도 동상	• 혈액차단으로 조직이 괴저되고 2차 감염으로 화농이 생기기도 한다.

(4) 응급처치

   ① 추운 환경으로부터 따뜻한 곳으로 옮긴다.
   ② 손상부위를 38~42℃ 정도의 물에 담가서 따뜻하게 한다. 특히 50℃ 이
      상의 뜨거운 물을 사용하게 되면 환자는 고온으로 인한 손상을 더 입게
      되고 조직 손상도 커져서 환자에게 해를 끼치게 된다.
   ③ 젖은 의복이나 조이는 옷은 느슨하게 해 준다.
   ④ 손상 부위는 건조한 무균 붕대로 감는다.
   ⑤ 환자 상태가 저체온증으로 변하는지 주의 깊게 관찰한다.
   ⑥ 가능하면 의사의 전문치료를 받도록 한다.
   ⑦ 자극을 주거나 문지르지 않게 하고 걷는 것을 삼간다.

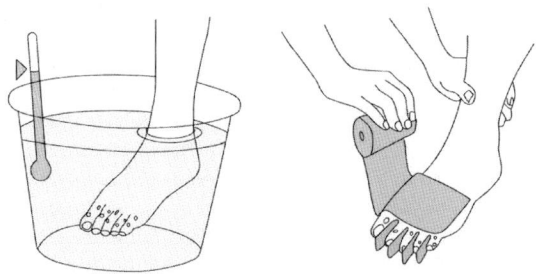

[그림 9-9] 동창의 응급처치

2) 저체온증

    몸의 체온유지 기능이 파괴되어 발생한 전체적 체온 감소를 말
한다. 적절한 처치를 하지 않으면 환자는 사망한다. 저체온증 환자
의 체온은 35℃ 이하로 떨어지며 일반 체온계로 34.4℃ 이하는 측
정되지 않는다. 점차적으로 체온이 감소함에 따라 심장은 비정상적
으로 박동하며(심실세동 등) 결국 심장마비가 발생하여 사망한다.
영하의 온도가 아니라도 저체온증은 유발될 수 있다. 운동과 영양

이 부족한 환자는 비교적 높은 대기온도라도 난방설비가 없는 장소에서 저체온증이 발생할 수 있고 알코올 등의 약물은 추위에 대한 몸의 반응을 둔하게 만들기 때문에 저체온증에 잘 빠지게 하는 원인이 될 수 있다. 찬물 속에 오랫동안 있거나 젖은 의복을 오랫동안 입고 있는 사람도 저체온증에 잘 빠진다.

(1) 저체온증의 증상과 증후

〈표 9-4〉 저체온증의 단계별 증상과 증후

분류	증 상
1단계	• 체온은 32~35℃ 사이로 경미한 상태이다. • 몸을 떨어서 근육의 움직임을 증가시켜 많은 열을 생산하기 위한 잠재적인 생리적 반응인 전율이 나타난다.
2단계	• 체온은 32℃ 이하 상태이다. • 몸의 떨림은 멈추면서 모든 근육의 운동이 멈춘다.
3단계	• 체온은 29℃ 정도의 상태이다. • 환자의 의식 상태가 현저히 나빠지면서 방어기전이 소실된다.
4단계	• 체온은 27℃ 정도의 상태다. • 심장 기능의 저하로 부정맥이 발생하고 불규칙 맥박과 호흡이 느리다.
5단계	• 체온은 25℃ 이하로 중증의 상태이다. • 혼수상태이며 심정지를 관찰할 수 있다.

(2) 저체온증의 응급처치

① 신속하게 1차 기본조사를 하고 치명적인 상태가 동반되었나를 즉시 확인하여 구조호흡 및 심폐소생술을 실시한다.
② 젖은 의복을 신속히 벗기고 따뜻한 담요로 감싸 준다.
③ 체온은 점진적으로 증가시킨다.
④ 환자의 의식이 명료하면 따뜻한 음료를 공급한다.
⑤ 갑자기 체온을 높이면 치명적인 부정맥이 발생할 수 있으므로 환자를 더운 물에 넣는 방법 등의 갑자기 체온을 높이는 방법은 사용하지 말아야 한다.

⑥ 신속히 응급의료기관으로 이송한다.

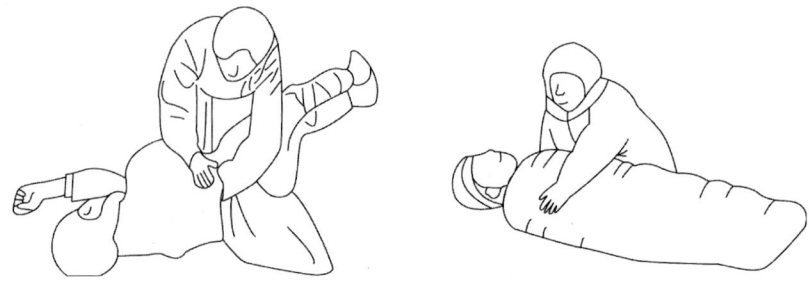

[그림 9‐10] 저체온증 보온 방법

(3) 저체온증 환자 처치 시 주의사항

① 저체온증 환자에 대한 심폐소생술 적용은 환자의 체온이 35℃ 이상으로 도달할 때까지 계속 실시한다. 저체온의 경우 대사량이 줄어든 상태로 어느 정도까지는 신체조직과 세포들이 손상을 받지 않기 때문에 심폐소생술을 쉽게 포기해서는 안 된다.
② 갑자기 체온을 높이면 부정맥이 발생할 가능성이 크므로 체온은 서서히 증가시켜야 한다.

(4) 고온 및 한랭 손상 예방법

① 활동량을 줄이면서 자주 휴식을 취한다.
② 꼭 조이는 옷이나 신발은 피한다.
③ 알코올이나 약물의 남용을 피한다.
④ 가능한 물을 충분히 마신다.

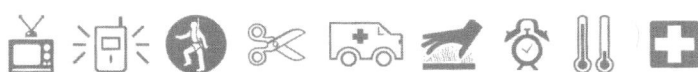

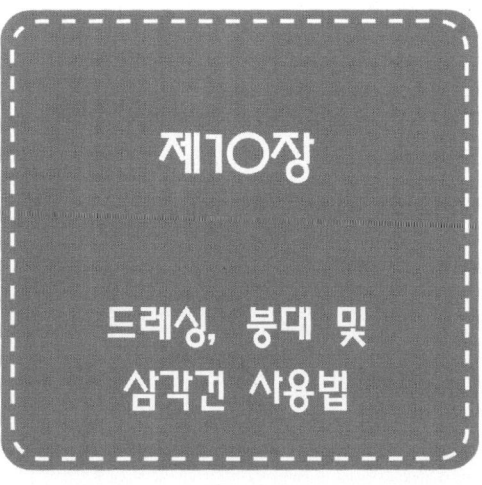

제10장

드레싱, 붕대 및
삼각건 사용법

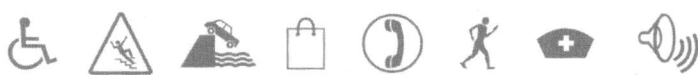

드레싱, 붕대 및 삼각건의 사용은 응급처치에서 가장 활용도가 높으면서 실질적인 처치들이다. 외부의 세균들은 인체에서 가장 취약한 부위들을 통하여 침투하게 되는데 이곳은 바로 상처 부위이다. 따라서 이러한 부위에 세균의 침입을 막고 감염을 예방하기 위해서는 소독은 물론이거니와 드레싱을 비롯한 다양한 응급처치들이 순조롭게 이루어져야 할 것이다.

1. 드레싱과 붕대

1) 목적과 의의

부상 부위는 세균에 약해서 상처가 생긴 곳은 세균에 쉽게 감염되는데 이것으로 보아 상처를 보호하기 위해서는 환부를 청결히 닦아 내고 소독하며 거즈를 대어 주는 과정을 드레싱이라 한다. 그것의 기능은 먼지, 세균, 오염 및 자극으로부터 상처를 예방·보호하고 출혈을 조절하며, 상처로부터 분비되는 분비물을 흡수시키는 것이다.

2) 드레싱과 붕대 사용 시 유의점

(1) 멸균거즈, 또는 거즈가 없을 때는 깨끗하고 부드러운 무명천을 사용한다.
(2) 분비물이 잘 흡수되고 공기의 유통이 잘 되는 것이라야 한다.
(3) 젖은 것은 사용하지 말고 소독한 것이 없으면 성냥불이나 라이터 불, 촛불
등으로 그을려 간이소독해서 사용한다.

3) 붕대의 목적

환부를 보호하고, 분비물과 농즙을 흡수시키며, 환부에 압박하는
효과도 있어 지혈시키는 데 도움이 되고, 환부고정과 변형방지, 통
증경감 효과가 있다.

4) 붕대의 종류

권축붕대, 삼각건 붕대로 나누는데 권축붕대는 탄력붕대, 석고붕
대 기타 특수붕대 등이 있다.

(1) 권축붕대

붕대의 목적을 달성하기 위해 거즈나 목면포를 원주 모양으로
감아 놓은 것을 권축붕대라 하는데 보통 그 폭이 2.5～5cm의 크
기가 많이 쓰인다. 만약 소독된 것이 없을 때는 현장에서 깨끗한
천으로 만들어 응급처치에 임해야 한다.

(2) 삼각건 붕대

삼각건 붕대는 응급처치시 편리하게 사용될 수 있게 만들어져 있는데 그 폭이 1m 정도로 보자기를 대각선으로 자른 큰 천으로 사용한다. 상처부위의 형태와 넓이에 따라 삼각건의 크기를 조절하여 사용할 수 있으며 드레싱을 고정하고 지혈대 또는 부목고정 시에도 사용되고 있다.

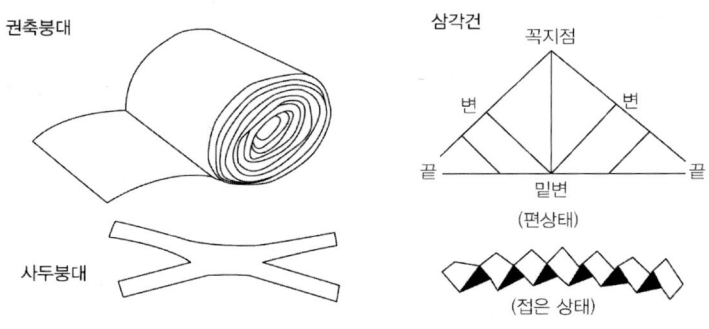

[그림 10-1] 붕대의 종류

5) 권축붕대 사용법

① 상처에 비해 충분히 처리할 수 있는 것을 이용하되 시작부터 끝맺음까지 균형적으로 힘을 오른쪽으로 굴리듯이 감는다.
② 신체의 말단부에서 중심을 향해 감는데 시작부분을 비스듬하게 해서 한번 감아 삼각 부위를 접어 올린 후 다시 그 위를 미끄러지지 않게 1-3회 감는다(기초 환행대).
③ 붕대를 감을 때는 환행대로 시작하여 환행대로 끝내고 맨다.
④ 가는 부위에서 시작하여 혈액순환 장애를 방지하기 위해 말초 부위는 보이도록 한다.
⑤ 매듭은 상처 위나 신체하부에 가지 않게 하여 앉거나 누웠을 때 위로 매듭

이 보이게 매어 몸에 배기지 않게 한다.

(1) 환행대

같은 부위를 전 폭으로 감는 방법으로 붕대 사용의 가장 기초가
되며 권축붕대를 사용하는 모든 붕대법에서 시작과 끝을 맺는 방
법이다.

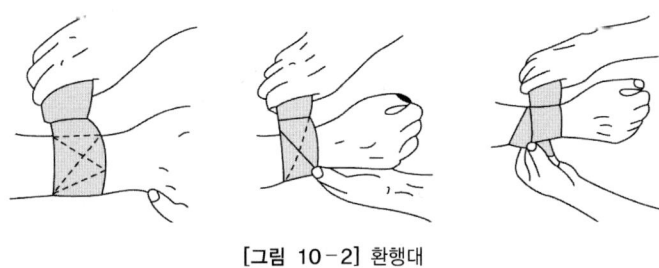

[그림 10-2] 환행대

(2) 나선대

처음 환행대를 한 뒤 다음부터는 처음 감은 것에 1/3~1/2 또는
2/3을 겹쳐 가면서 감아 가는 방법으로 발이나 팔의 굵기에 큰 변
화가 없는 부위에 사용한다.

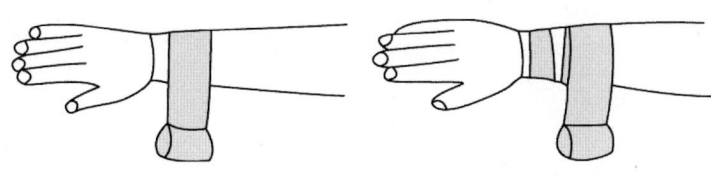

[그림 10-3] 나선대

(3) 사행대

거즈나 부목을 계속 압박해 주기 위해 처음 감은 폭만큼 건너서 나선대와 같은 모양으로 감는 방법이다.

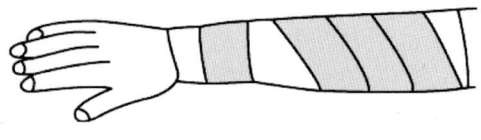

[그림 10-4] 사행대 붕대

(4) 절전대

굵기가 위와 아래가 다를 때, 즉 하퇴나 대퇴 전박부에서 접어 돌려 감는 방법으로 이때 1/2 - 1/3씩 겹치게 하여 벗겨지지 않도록 감는 방법이다.

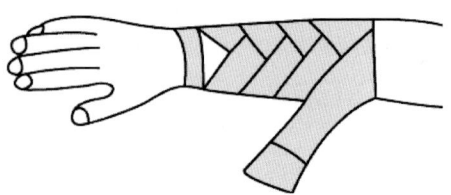

[그림 10-5] 절전대 붕대

(5) 맥수대(8자 붕대)

어깨, 팔꿈치, 무릎과 같은 관절 부위에 상하의 굵기가 다른 부위를 8자로 감는 방법으로 말초에서 중추로 감는 것과 중추에서 말초로 감는 것의 두 가지 방법이 있다.

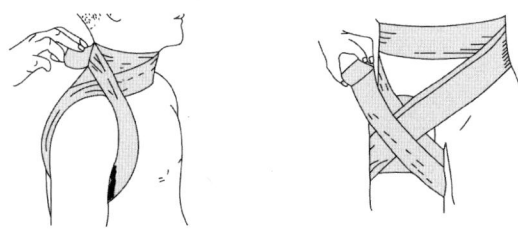

[그림 10-6] 어깨와 서혜부의 맥수대

(6) 구갑대

운동범위가 넓은 관절에 붕대 후에도 관절운동이 가능하도록 굽어지는 쪽에서 교차해 나가는 쪽으로 돌려서 8자형으로 감는 방법이며 감은 후 옆에서 보면 그 모양이 부채모양이어서 선상대라고도 하고 이것을 팔꿈치 관절이나 무릎 관절에 이용되며 관절 구갑대 또는 집합 구갑대라고도 한다.

(7) 회귀대(모상대)

가장 기술을 요하는 붕대법의 하나로 머리 전체를 모자 모양으로 감는 것으로 처음 머리 둘레를 2~3회 환행대로 감고 이마와 후두 결절에서 앞과 뒤 좌우로 번갈아 넘겨 가면서 덮는 방법이다. 넘겨 감을 때는 1/3~1/2를 겹쳐서 감고 이때 조력자가 있으면 쉽게 감을 수 있으며 머리 부상시 주로 사용된다.

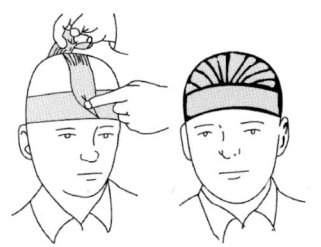

[그림 10-7] 회귀대(머리)

(8) 눈 붕대

기본형은 환행대를 이용하는 것으로 요령은 두 가지 방법이 있다.

　① 우선 상처에 드레싱을 하고 부상눈 근처에서 시작하여 귀밑을 돌려 감고
　　 이마로 올라가서 고정시키고 부상당하지 않은 눈은 감지 않는다.
　② 붕대 한 자락을 성한 눈 위에 늘어뜨리고 위를 덮은 두 눈을 환행대로 감
　　 고 처음의 붕대 끝을 오려 머리 위에서 매어 한 눈은 볼 수 있게 한다.

(9) 뺨이나 턱 부위

기본형은 환행대를 응용하여 이마에서 고정시켜서 2~3회 감고, 상처 부위를 향해 머리와 머리를 연결하여 고정시키고 필요시 목 뒤로 여러 차례 감아 고정시키는 방법도 있다.

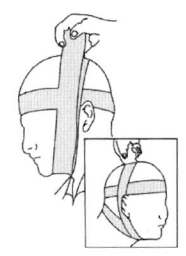
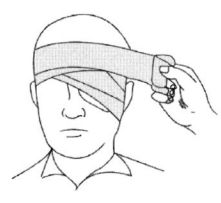

[그림 10-8] 뺨이나 턱, 눈의 붕대

(10) 손가락이나 발가락의 붕대

기본형은 나선대, 8자대를 응용하여 상처 난 손가락이나 손가락 밑에서 2~3회 감은 뒤 나선형으로 감아 고정하는 방법이다. 8자대를 응용할 경우 한 손가락이 상처가 났으면 상처 난 부위를 2~3회 감고 손등으로 가서 손목을 감고 다시 손가락으로 내려온다. 끝은 손목에서 맺고 여러 손가락이 다쳤으면 각 손가락에서 감아 손목과 연결하여 맨다.

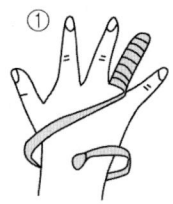
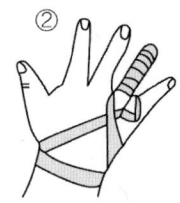
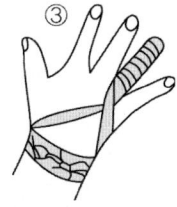

[그림 10-9] 손가락의 붕대

(11) 손이나 손목 부위

기본형은 8자대, 나선대를 응용하며 손바닥, 손등에 상처가 생겼

을 때 드레싱을 하고 손바닥에서 시작해서 손목, 손등, 손바닥을 8
자대로 감고 끝맺음을 손목에서 한다.

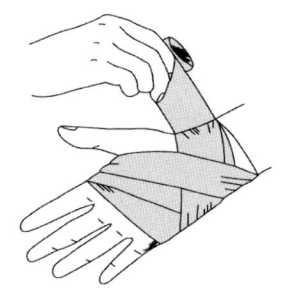

[그림 10-10] 손이나 손바닥 붕대

(12) 발이나 발목 부위

기본형은 나선대, 맥수대를 응용하여 발등과 발바닥을 나선대로
감아 기초로 하고 발목과 연결하여 맥수대 8자형으로 감는다.

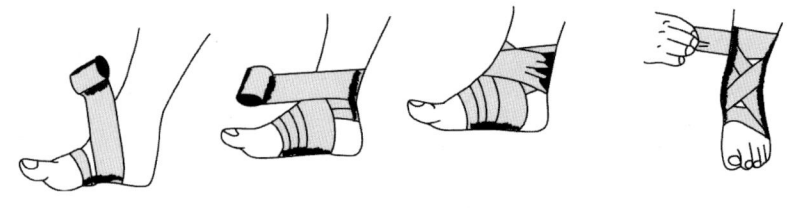

[그림 10-11] 발이나 발목부위 붕대

(13) 목과 겨드랑이 부위

기본형은 8자대를 응용하여 상처에 드레싱을 하고 위팔에서 환
행대로 2~3회 감아서 고정한다(맥수대 참조).

(14) 어깨와 가슴 부위

① 기본형은 8자대 나선대를 응용하는데 어깨에 상처가 있을 때는 위팔이나 가슴에서 환행대로 시작하여 어깨와 겨드랑이 아래로 넘겨 다른 쪽 팔 겨드랑이 어깨 위를 통해서 목뒤로 감는다.
② 가슴은 허리에서 환행대로 시작하여 고정하고 젖가슴 앞에서 나선대로 감아 올라가 어깨 위에서 교차시켜 8자로 감는다.

2. 삼각건 사용법

삼각건은 한 변의 길이가 105~110cm의 정사각형의 천을 대각선으로 잘라서 만들어진 삼각형으로 크기와 넓이는 적당해서 사용이 편하도록 되어 있고 그대로 접지 않은 것을 전 삼각형, 한 번 접은 것을 1절 삼각건, 두 번 접은 것을 2절 삼각건이라 한다.

응급처치시 대단히 편리하고 손쉽게 사용할 수 있으나 만약 이것이 준비되어 있지 않다면 깨끗한 보자기를 대각선으로 접어서 임시로 이용할 수 있다. 삼각건 끝맺음은 '사각 매듭법(맞맺음, 8자묶음, 팽이묶음, 옭매듭으로도 불림)'을 이용하는데 이것은 환자에게 고통을 주지 않고 쉽게 풀 수 있게 하기 위해서이다.

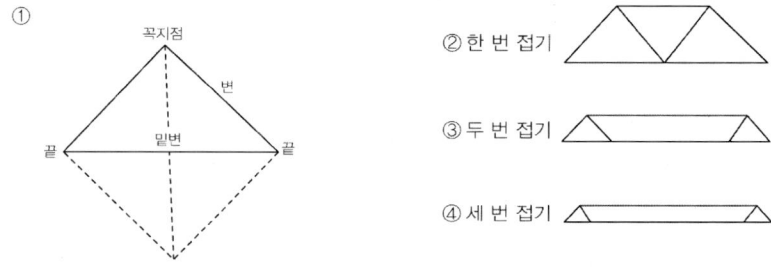

[그림 10-12] 각종 삼각건의 명칭과 접기 방법

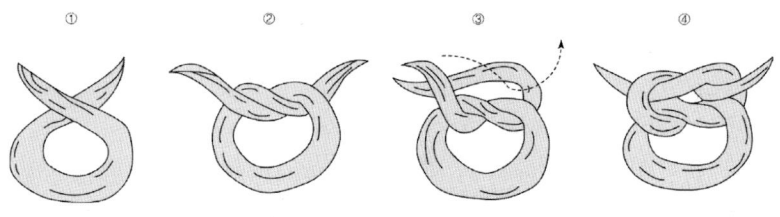

[그림 10-13] 삼각건의 사각 매듭

1) 머리 부위

밑변을 3~4cm정도 밖으로 접어 중앙을 이마 위에 대고 꼭지를 위로 넘기고 양쪽 끝을 후두 결절부에서 교차시켜 앞으로 보내 매 듭짓는다.

2) 얼굴 부위

삼각건을 얼굴에 대어 꼭지로부터 7~10cm 정도에서 매듭짓고 양끝을 목뒤에서 교차시켜 꼭 앞으로 가져와 한 바퀴 돌려 감은 뒤 목옆에서 매듭짓는다.

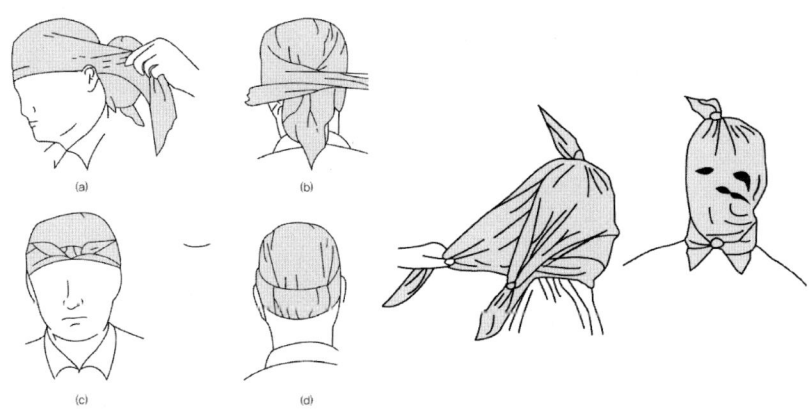

[그림 10-14] 머리와 얼굴

3) 가슴 부위

상처받은 쪽 가슴에 삼각건을 옆으로 놓고 양끝을 등 뒤로 돌려
매듭짓는데 한쪽 끝은 길게 남겨 두었다가 넘어 온 꼭지와 길게
남겨 둔 끝을 연결시켜서 매듭짓는다.

4) 등 부위

상처받은 등 쪽에 삼각건을 옆으로 놓고 양끝을 가슴 앞으로 돌
려서 매듭짓고 한쪽 끝을 길게 남겨 놓고 가슴으로 넘어온 꼭지와
길게 남겨 둔 끝을 연결시켜 매듭짓는 방법이다.

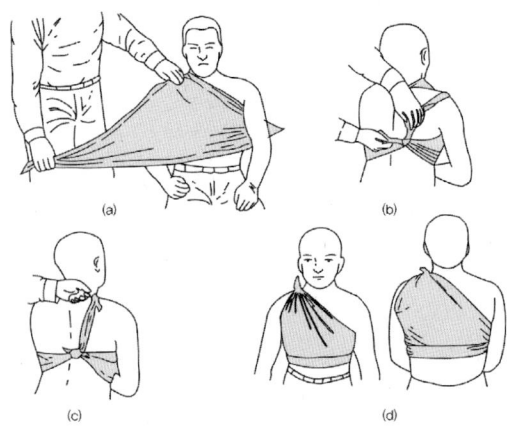

[그림 10-15] 가슴부위와 등 부위 삼각건

5) 어깨와 가슴 부위

삼각건의 밑변을 어깨 위, 목에서 비스듬히 대어 끝을 반대편 겨드랑이를 지나 등 쪽에서 고정시키되 한쪽을 길게 남기고 팔꿈치에 있던 꼭지를 몸 앞으로 돌려서 겨드랑이를 통과해 길게 남은 끝과 매듭짓는다.

6) 둔부 부위

어깨 매는 요령으로 한 장은 허리에 고정하고 한 장은 대퇴 쪽에 눕혀서 대퇴에 감아 매고 처음 매어진 꼭지를 대퇴와 연결하여 매듭짓는다.

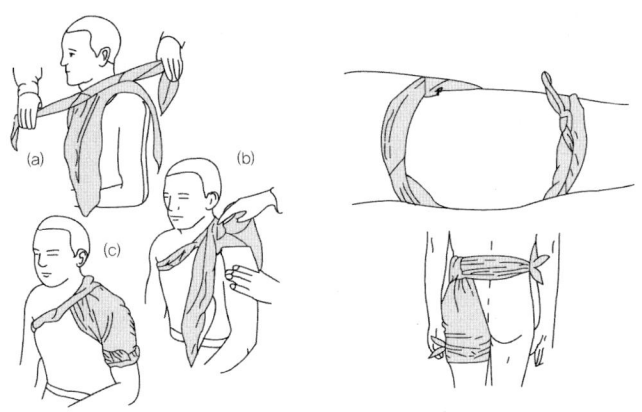

[그림 10-16] 어깨와 둔부의 삼각건

7) 팔 부위

삼각건 한쪽의 끝을 상처받지 않은 쪽 어깨에 놓고 가슴 앞에서 편 다음 꼭지를 상처받은 팔 왼쪽에 보내고 상처받은 팔을 굽혀서 삼각건에 놓고 몸 아래쪽의 삼각건 끝을 상처받은 어깨로 올려서 목뒤에서 매듭짓는다.

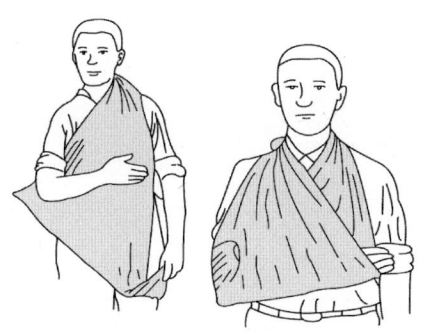

[그림 10-17] 팔걸이 삼각건

8) 팔과 다리 부위

삼각건 한끝을 드레싱한 부위에 빗겨 대고 몇 번 감아서 그 위에서 매듭짓는다.

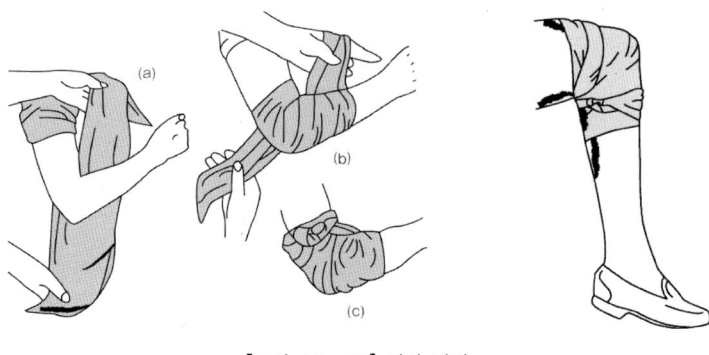

[그림 10-18] 팔과 다리

9) 손과 발 부위

삼각건을 조여서 그 중앙에 손이나 발을 올려놓고 손끝쪽을 접어 올려 덮고 좌우측의 삼각건을 좌우로 교차시켜 손목이나 발목을 돌려 감아 매듭짓는다.

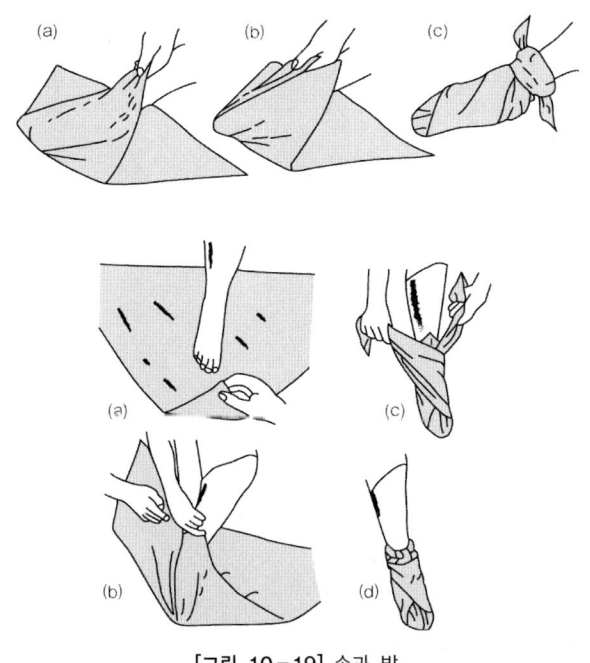

[그림 10-19] 손과 발

10) 발목 부위

3절 삼각건을 놓고 삼각건 중앙에 발바닥 중앙을 대고 삼각건
양끝을 발뒤꿈치로 가져와 아킬레스건 근처에서 교차시켜 발목 앞
으로 와서 다시 교차시켜 양끝을 복사뼈 좌우로 매어진 뒤로 꿰어
넣어 앞으로 잡아 당겨 교차시킨 후 발뒤꿈치 쪽으로 감아 돌려
발등에서 매듭짓는다.

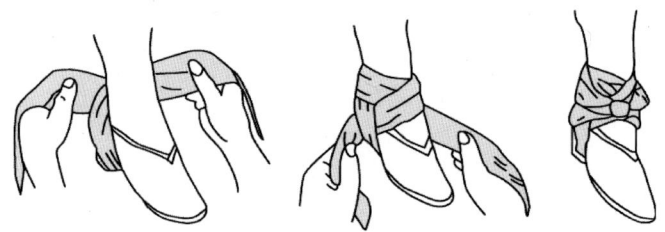

[그림 10-20] 발목 염좌

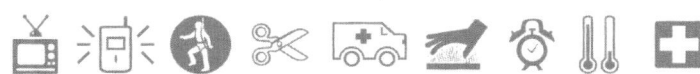

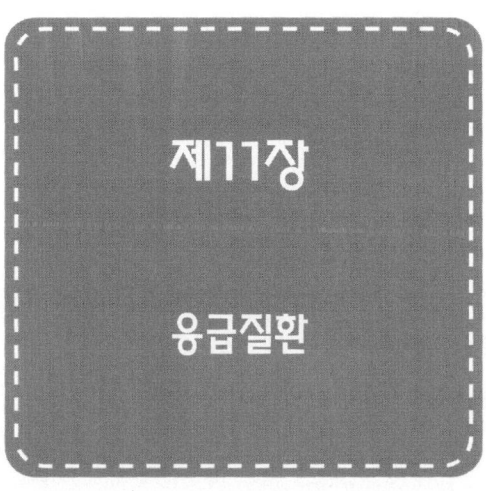

제11장

응급질환

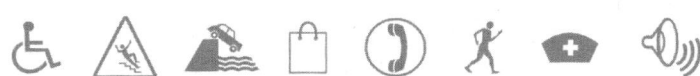

1. 뇌졸중

　뇌혈관이 막히는 뇌경색증이나 혈관이 파열되는 뇌출혈에 의하여 뇌 기능 장애가 유발되는 것을 뇌졸중이라 한다. 뇌졸중이 유발되면 환자는 두통 및 오심과 구토, 의식소실, 감각 기능 장애, 현기증의 발생 등을 호소한다. 특히 고혈압이나 심장질환이 있는 환자는 뇌졸중의 발생 가능성이 높기 때문에 갑자기 상기 증상을 호소하면 일단 뇌졸중을 의심해야 한다.

〈표 11 - 1〉 뇌졸중의 발생기전과 원인질환

발생기전	원인질환
혈전에 의한 뇌혈관의 폐쇄	동맥경화증
뇌동맥 파열에 의한 출혈	고혈압, 뇌동맥류, 혈관기형
색전에 의한 뇌혈관의 폐쇄	심장판막질환, 심방세동, 심근경색, 대동맥 동맥경화증

1) 뇌졸중의 증상과 징후

　① 몸의 편측으로 발생하는 부분적 또는 전체적 마비
　② 의식장애(기억장애, 의식혼미, 혼수상태)
　③ 언어 또는 시력장애
　④ 경련
　⑤ 호흡이나 연하 장애

⑥ 안면 근육의 마비 또는 표정의 상실
⑦ 두통

2) 응급처치

① 뇌졸중은 시간이 경과함에 따라서 급격히 악화되는 경우가 많으므로 환자의 의식 상태에 관계없이 즉시 응급의료체계로 도움을 요청해야 한다.
② 환자의 호흡과 맥박 상태를 확인하여 특별한 이상이 없다면 환자를 옆으로 눕히면서 머리를 약간 뒤로 젖히는 자세를 취하도록 한다.
③ 단, 환자의 한쪽 손을 이용하여 뺨과 귀 쪽을 지지시켜서 입을 지면을 향하여 기울어지도록 손을 위치시킨다. 이러한 자세를 취함으로써 기도를 유지하고, 구토에 의한 구토 물이나 타액(침)이 입 안에 고이면 입 밖으로 유출되도록 한다.
④ 호흡이 없거나 구토에 의하여 기도가 폐쇄되었다면 이물질제거와 함께 구조 호흡을 시행한다.

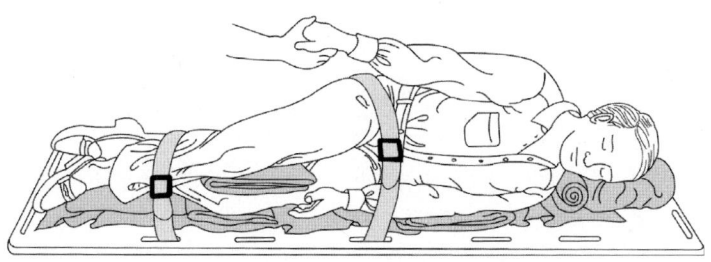

[그림 11 - 1] 뇌졸중 환자는 마비된 쪽을 아래로 하여 보호하면서 이송

2. 간질발작

갑자기 의식을 소실하면서 전신경련(사지를 떠는 듯한 형태)을

유발하는 것이 간질 발작의 대표적인 증상이다. 약물로서 조절할 수 있는데 약물치료를 받지 않거나 약물로 조절되지 않으면 간질 발작이 일어난다.

1) 원인

간질은 뇌종양, 뇌졸중, 중추신경계의 감염, 발열, 유전의 결과로서 발생할 수 있다. 발작은 뇌에 비정상적으로 전기 작용을 일으키는 부분이 있기 때문이며 간질을 일으키는 뇌조직의 전기 작용이 전체의 뇌로 전달되어 심한 전신근육의 수축과 의식장애를 유발한다.

2) 증상

① 대부분의 간질발작 환자는 자신이 이러한 증상이 곧 발현할 것이라는 것을 미리 짐작하는 경우가 많으므로 안전한 장소에 미리 눕는 경우가 있다.
② 발작이 일어나지 않게 할 아무런 방법이 없다.
③ 처음에는 얼굴색이 창백하여지고 눈이 뒤집히며 때로는 환자가 이상한 큰 소리를 지르며 의식을 잃고 바닥에 쓰러진다.
④ 근육에 경련이 심하고 환자의 얼굴색이 파래지며 입에서 거품이 나온다.
⑤ 환자가 실금(무의식중에 대소변을 본다)하는 수가 많다. 발작은 일반적으로 불과 수 분간 계속된 후 회복하거나 무의식 상태가 된다. 그러나 발작이 더 길게 계속되는 수도 있다.
⑥ 일부 환자들에서는 간질 발작이 시작되는 것을 예견하지 못하는 경우도 있다.

3) 응급처치

① 경련 환자에 있어서 가장 위험한 것은 발작 중 당하는 부상이다. 그러므로 이를 예방하기에 노력하여야 한다. 그렇다고 근육의 경련을 막으려고 환자를 붙잡거나 하여서는 안 되며 다만 환자의 부상을 예방한다.
② 환자가 의식을 잃으면서 갑자기 쓰러지게 되므로, 우선 주위에 있는 위험한 물체(난로, 끝이 예리한 물건 등)를 제거한다.
③ 음료는 주지 말고 환자가 의식을 잃고 있거나 잠이 들어 있을 때에는 회복할 때까지 그대로 둔다. 만약 깨우면 발작이 재발되는 수가 있다. 환자를 바로 눕힌 후에 꽉 조이는 의복의 단추나 혁대를 느슨하게 한다.
④ 간질발작이 시작되기 전이라면 환자의 입에 기도기(Airway)를 삽입하어 발작에 의하여 혀가 손상되지 않도록 한다. 그러나 기도기가 없다면 고무막대 등으로 입속에 위치시킨다. 이미 발작이 시작되었다면 환자의 입으로 처치자의 손가락을 넣지 않도록 한다.
⑤ 발작이 종료되는 대로 손가락을 이용하여 입 안에 고여 있는 분비물이나 타액을 제거하도록 한다.
⑥ 발작 중에 발생한 신체손상을 확인한다.
※ 환자는 발작 후에 심리적으로 매우 불안하기 때문에 안심시켜 주어야 하며 절대 주위 사람들의 시선을 받지 않도록 주의한다.

3. 당뇨병

당뇨병은 인슐린의 절대적 또는 상대적인 결핍에 의하여 에너지원으로서의 당을 적절히 사용하지 못해서 발생하는 질병을 말한다. 췌장에서 분비되는 인슐린은 세포내로 당이 들어가도록 하는 것이다. 인슐린의 양이 부족하여 세포내로 들어가지 못한 당은 혈액내에 축적되어 점차적으로 짙은 농도를 유지하게 된다. 혈액 내의 당의 농도가 짙어지면 당은 신장을 통해 배설되어 당과 수분의 과

다한 손실을 초래한다. 이러한 결과로 당뇨의 전형적인 증상인 '3 다 증상'이 나타나게 된다. 당뇨가 있는 환자는 소변에서 당과 아세톤이 검출되는지 매일 확인하여야 하고 항상 균형 있는 식사와 인슐린의 양을 조절하여야 한다.

1) 당뇨성 혼수

(1) 원인

① 혈당증가에 의한 수분배설
② 수분섭취의 장애
③ 감염, 설사 등에 의한 탈수
④ 인슐린의 절대량 부족에 의한 지방대사 증가

(2) 증상

① 과 호흡(빠르고 한숨과 같은 깊은 호흡)
② 탈수 또는 체액의 과다손실로 인한 건조한 피부와 움푹 한 눈
③ 혈중 산(acid)에 의해 야기되는 호흡시의 달콤하고 향긋한 냄새(아세톤 향) 가 난다
④ 빠르고 약한 맥박
⑤ 정상 또는 약간의 저혈압
⑥ 의식장애

2) 인슐린 쇼크(저혈당증)

(1) 원인

너무 많은 인슐린이 투여된 경우, 적절한 용량의 인슐린이 투여되었으나 식사를 거르거나 작게 한 경우 또는 과다한 운동으로 혈액 내의 유용한 당을 모두 소비한 경우 발생한다.

(2) 증상

① 정상 또는 빠른 호흡
② 창백하고 촉촉한 피부
③ 발한, 현훈과 두통, 손 떨림
④ 실신, 발작, 혼수
⑤ 배고픔

〈표 11-2〉 당뇨성 혼수와 저혈당성 쇼크의 구별방법

감별소견	비교항목	당뇨병 혼수	저혈당성(인슐린) 쇼크
병력	음식물섭취 인슐린 투여량 발생양상 피부 감염	과다 부족 서서히 진행 따뜻하고 건조 이차 감염이 흔하다	부족 과다 급속히 발생 창백하고 축축 관계없다
위장관 증상	목마름 배고픔 구토	대부분이 호소 없음 흔히 발생	없음 대부분이 호소 드물다
소변검사 소견	당 아세톤	검출됨 검출됨	검출되지 않음 검출되지 않음
신경계 증상	두통 의식	없음 불안, 초조	있음 경련, 혼수
심혈관계 증상	혈압 맥박	저혈압 빠르고 약하다	정상 정상 또는 빠르고 강하다
호흡계 증상	호흡 호흡 시 냄새	과 호흡 달콤한 과일냄새	정상 또는 약간 빠름 없다
치료에 대한 반응		점진적으로 회복됨	당 투여 후 즉시 호전됨

※ 당뇨성 혼수인지 저혈당성 쇼크인지 구별하기 위해서는 다음의 질문을 한다.

▷ 오늘 식사를 하셨습니까?

▷ 오늘 인슐린을 투여했습니까?

▷ 환자가 식사를 하고 인슐린을 투여하지 않았다면→당뇨성 혼수

▷ 환자가 인슐린을 투여하고 식사를 안 했다면→저혈당성 쇼크

(3) 응급처치

① 의식이 있는 환자에게는 설탕물, 사탕, 음료수 등을 먹이면 수분 내 증상이 호전된다.

② 의식이 없는 경우에는 입으로 음식물을 투여하지 말아야 한다.

③ 의식이 없는 경우에는 기도를 유지해 주면서 응급의료센터로 도움을 요청한다. 이러한 경우에는 환자를 옆으로 누인 상태에서 머리를 뒤로 젖히고 환자의 손을 뺨 아래에 위치시키는 자세가 가장 바람직하다.

※ 당뇨성 혼수와 저혈당성 쇼크가 판단이 안 될 때에는 최종 진단이 당뇨성 혼수라 해도 당을 투여하여야 한다. 그 이유는 저혈당이 즉시 치료되지 않으면 뇌의 손상이 급격히 진행되어 영구적인 뇌의 장애가 발생하거나 사망에 이를 수 있기 때문이다.

4. 어린이의 경련

어린이가 경련을 일으키는 흔한 원인은 급성 소화 불량증, 열, 비타민 결핍 등이다. 발작증상은 대개 예고 없이 일어나며 불안과 짜증 그리고 눈과 얼굴의 근육이 경련하기 시작한다. 온몸의 근육이 움직이며 발작 중에는 신체가 빳빳해지는 때도 있다. 처음에는

얼굴색이 창백하나 후에 파랗게 변한다. 경련은 반 시간 이상 계속되는 일이 드물고 그 후에는 정신을 잃어 거의 죽은 것과 같은 상태에 빠진다.

1) 응급처치

① 옷깃을 느슨하게 하여 주거나 어린이의 옷을 전부 벗기고 체온과 비슷한 미지근한 물로 닦아 준다.
② 경련 끝에 환자의 얼굴색이 파랗게 질리고 호흡이 잠시 중단되는 때가 있다.
③ 움직이면 경련이 다시 일어나는 수가 있으므로 되도록 환자를 안정시킨다.
④ 열로 인한 경련일 경우에는 옷을 벗기고 열을 식혀 준다. 심장부위를 차게 하면 심장마비를 일으킬 수 있다.
⑤ 중병의 시초에 경련을 일으키는 일이 있으므로 환자를 의사에게 보이도록 한다.

5. 급성 복증

급성 복증은 복통과 더불어 압통을 유발한다. 통증은 아주 국소적일 수도 있고, 복부 전반부에 나타날 수도 있다. 국소적인 통증은 복통의 원인을 추정하는 데 매우 유용하다. 압통은 경미한 경우에서부터 환자의 배를 건드리지 못하게 할 정도로 심한 경우까지 다양하다. 어떤 경우에는 복부 근육이 완전히 경직되어 있어 소위 '판 같은 복부근육의 경직'으로도 표현되는데 궤양의 천공이나 췌장염에 의한 복막염이 있을 때 나타난다.

1) 급성 복증의 원인질환들

급성 복증의 원인질환들은 현장에서 처치한다고 시간을 허비하는 것보다는 신속히 병원으로 이송하여 치료를 받도록 하는 것이 효과적이다.

(1) 충수돌기염

충수돌기염은 분비물에 의해 폐쇄되었을 때 일어나며 가장 흔한 복부 통증의 응급상황이다. 만약 방치하면 괴저, 복강 내의 파열, 복막염으로 발전할 수도 있다. 주요 증상은 복통, 오심, 식욕부진이다. 통증은 처음 상복부나 배꼽 주위에서 넓게 발생하고, 나중에는 우하복부, 즉 장골 능의 내측에 국한되어 심해진다.

(2) 위염

위염은 위산과다, 알코올, 약물투여, 담즙의 역류로 일어나는 위 점막의 염증이다. 위염의 증상과 징후는 상 복부 통증, 오심, 구토, 점막의 출혈과 촉진시 상복부가 유연하다. 위염환자에게 출혈이 계속되면 빈혈이 발생하거나 흑색의 변을 나타내게 된다. 만성 위염의 가장 흔한 원인은 알코올, 아스피린, 약물남용 등이 주원인이다.

(3) 췌장염

췌장염은 음주에 의하여 갑자기 발생하며 오심, 구토, 상복부 동통, 상복부 압통과 팽만이 함께 나타난다. 복통은 상복부에서 배꼽 주위에 심하고, 환자의 등과 어깨에도 연관통이 발생한다.

(4) 담낭염

담낭염은 거의 담석과 결합되어 나타나는 담낭의 염증이다. 이 질환은 남자보다 30~50세의 여자에게서 더 많이 일어나고, 원인은 담석에 의한 폐쇄로 담낭 내 압력이 높아지면 우측 상복부의 동통이 발생한다. 열, 오심, 구토, 쓴맛 등의 증상을 나타내며 우상복부를 촉진하는 경우 압통을 느끼게 된다.

(5) 장폐색

장폐색은 장 내용물의 정상적 흐름을 방해하는 유착, 탈장, 용종과 종양에 의한 폐쇄가 원인이다. 장폐색의 증상은 오심, 구토, 복통, 변비, 복부팽만을 포함한다. 증상은 오심, 구토, 복통, 변비, 복부팽만을 포함한다. 증상의 정도는 폐색의 해부학적 위치에 따라 좌우된다. 폐색 상태의 가장 많은 합병증은 복막염과 패혈증이다. 장폐색이 진행될수록 구토, 장 흡수 감소, 장내 액체손실 등에 의하여 탈수가 심해진다.

(6) 탈장

탈장은 선천적이거나 후천적으로 서혜부나 복벽을 통한 복강내 장기돌출이다. 복부 압박의 증가, 굽히거나, 기침하거나, 무거운 물체를 들어 올릴 때 복부 근육조직이나 서혜부 내 틈을 통해 복막을 밀고 외부로 나간다.

〈표 11-3〉 복통의 위치와 유발원인

위치	질 병
상복부	위염, 식도염, 췌장염, 담낭염, 장폐쇄, 일반적 복막염
우측 상복부	담낭염, 간염, 췌장염, 우측 신장염
우측 하복부	충수염, 복대동맥 파열, 요로결석, 골반염, 탈장, 자궁 외 임신파열
좌측 상복부	췌장염, 위염, 좌측 신장염
좌측 하복부	복대동맥파열, 자궁 외 임신 파열, 골반염, 탈장, 요로결석

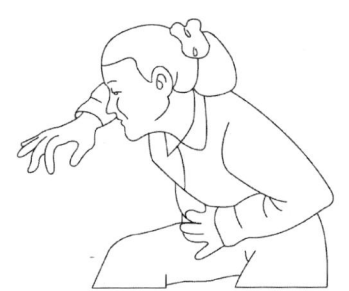
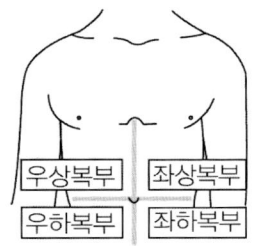

우상복부 | 좌상복부
우하복부 | 좌하복부

환자의 배꼽을 중심으로 한 4등분

[그림 11-2] 복통 위치

2) 급성 복증의 증상 및 징후

(1) 국소적 또는 전반적인 복통

(3) 체위변화시 복통의 악화

(4) 빠르고 얕은 호흡

(5) 빈맥, 저혈압

(6) 복부강직, 복부팽만

(7) 연관 통

(8) 열

(9) 배변곤란 또는 변비

3) 응급처치

(1) 기도를 유지하고 구토 물을 제거한다.

(2) 복통이 심할 경우 얕고 짧은 호흡을 하기 때문에 지산소증에 대비한다.

(3) 입으로 아무것도 투여해서는 안 된다.

(4) 진통제나 진정제를 투여해서는 안 된다.

(5) 저체액성 쇼크에 대비한다.

(6) 이송시 환자가 가장 편안해 하는 자세로 유지한다.

6. 딸꾹질

딸꾹질은 횡격막의 경련성 수축에 의하여 생기며, 경련 상태에 있는 기관 속으로 공기가 급하게 끌려 들어감으로써 딸꾹질할 때 이상스러운 소리가 나는 것이다. 위의 급격한 팽만으로 일어나지만, 음식물(특히 술)이 딸꾹질의 원인이 되기도 하고, 불안 혹은 중추신경계 질환에서도 유발된다.

1) 응급처치

　가벼운 것은 한참 동안 숨을 멈춰 횡격막의 경련을 멎게 함으로써 잣게 할 수 있고, 냉수를 조금씩 천천히 마시든가, 혀를 1~2분 동안 자기의 손으로 되도록 앞으로 빼내고 있음으로써 호전되는 수가 있고, 그래도 멎지 않으면 환자의 입과 코에 종이 팩을 갖다 댄 후 거기에다 숨을 내쉬고 들여 마시도록 한다.

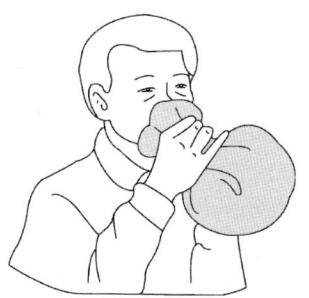

[그림 11 - 3] 딸꾹질 응급처치

7. 두드러기

　두드러기는 갑자기 피부에 울긋불긋한 것이 돋는 일종의 피부병이다. 두드러기가 일어난 곳은 보통 그 주위의 피부색보다 더 붉고 가려움이 심하다. 대개 특정한 음식물에 대하여 특이한 체질을 가진 사람에게 이런 현상이 나타난다. 원인이 되는 음식물을 먹지 않는 것이 좋다.

1) 응급처치

두드러기가 돋는 부분에 냉찜질을 하거나 탄산 아연수를 바르면 가려움이 가라앉는다. 탄산 아연수를 얻을 수 없으면 식용 소다수를 쓰고, 심하면 의사에게 보인다.

8. 귓속의 이물

아이들의 귓속에 콩, 팥, 단추, 작은 돌멩이 등 이물이 들어가는 수가 있다. 콩, 팥 등은 귀속의 습기를 받아 부풀면 빼내기가 곤란해진다. 이 밖에도 파리 또는 다른 벌레들이 귓속에 들어가는 일도 있다.

1) 응급처치

귓속의 이물을 바늘이나 철사 같은 것으로 빼내려고 하면 귀를 손상시킬 위험성이 크므로 그런 행위는 하지 않아야 한다. 귓속에 벌레가 들어갔을 때는 손전등으로 귓속에 빛을 비추면 빛을 따라 나오는 경우가 있으며, 안 나오면 기름을 찍어 넣음으로써 죽일 수 있다. 어떠한 경우에라도 귓속에 들어간 이물은 의사만이 빼내도록 한다.

9. 귀의 통증

귀속의 질병 및 유양돌기 염은 대개 귀와 연결된 코 및 인후로부터 감염이 발생되며, 코를 세게 푸는 것은(특히 양쪽 콧구멍을 동시에 막고 코를 풀면) 이관에 압박을 주어 통증을 일으킨다.

1) 응급처치

아픈 쪽 귀에 따뜻한 소금주머니나 물주머니로 찜질을 하고 압력의 급격한 변화로 인한 통증일 경우, 환자의 코를 잡고 입을 다물고 침을 삼키거나 양 볼이 불룩해지도록 불게하며, 통증이 지속되거나 분비물, 열, 청각 이상시에는 즉시 의학적인 도움을 받는다.

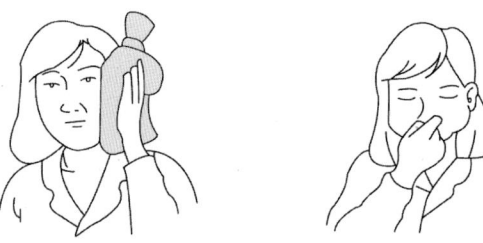

[그림 11-4] 귀의 통증 응급처치

10. 치통

 치통은 보통 음식물 찌꺼기가 충치 사이에 끼어서 일어나며, 그 밖에는 치은염이나 신경성 원인으로 일어난다. 예방법으로는 이를 깨끗이 닦고 1년에 한두 번 치과를 찾아가, 아무리 조그마하게 파인 곳이라도 고치고 혹은 잇몸의 가벼운 증상도 치료를 받음으로써 예방할 수 있다.

1) 응급처치

 ① 만약 이에 구멍이 생겼으면 핀 등의 끝에 깨끗한 약솜을 말아 구멍 속을 닦아 내고 그 후 될수 있는 한 속히 치과에 가도록 한다.
 ② 구멍이나 파인 곳이 없는 치통은 찬 물수건을 턱에 대어 주면 아픔이 멎을 수 있다.
 ③ 아픈 것이 그치더라도 꼭 치과에 가는 것이 좋다.

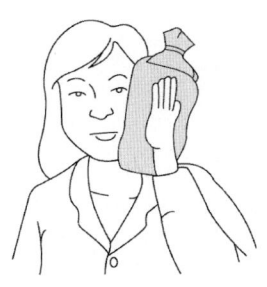

[그림 11-5] 치통 응급처치

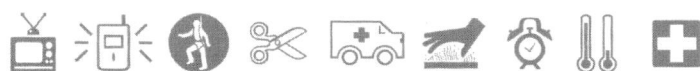

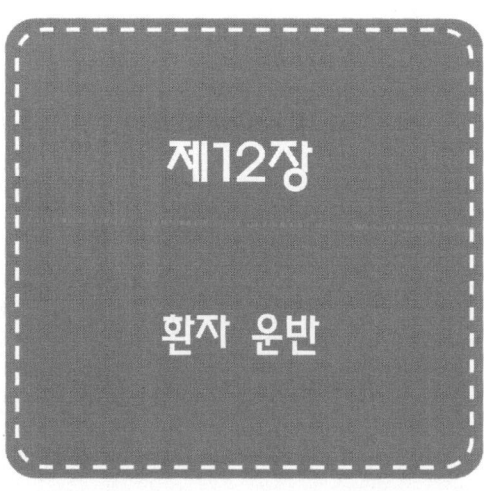

제12장

환자 운반

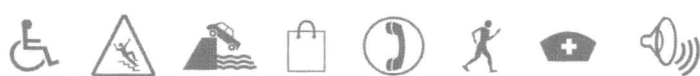

1. 환자 운반의 중요성

운반의 요점은 부상자를 "보다 편하게, 보다 안전하게, 보다 신속하게" 해야 한다는 것이다. 응급처치법의 기술 중에 운반법은 매우 중요한 부분을 차지하고 있다. 실제 구조에 있어서 운반은 대단히 중요한 것으로 운반법이 잘못됨으로 인해 나쁜 결과를 가져오는 예가 많기 때문이다. 예를 들면, 머리를 다쳐 뇌출혈이 염려되는 환자이거나, 경추ㆍ척추의 손상, 뇌일혈로 쓰러졌을 경우에는 빠른 운반보다는 안정운반이 중요하다. 이와 같은 환자는 운반 중에 흔들림에 의한 출혈, 신경의 손상이 유발될 수 있다는 점을 충분히 고려하여 움직임이 최소화 되도록 해야 한다. 실제로 운반하는 것에만 지나치게 신경을 쓴 나머지 그 운반대상이 환자라는 사실을 잊어버리고 마치 화물을 취급하듯이 운반하는 경우를 간혹 보게 된다. 운반 전에 응급처치가 아무리 훌륭했다고 하더라도, 올바르지 못한 운반법으로 인해 증상을 악화시키고, 심지어는 사망에까지 이르게 하는 경우도 있어 애써 노력한 결과가 허사로 돌아가는 일이 많다. 따라서 환자 운반은 환자에 대한 처치 이상으로 중요하게 생각하여야 한다.

2. 사전에 의사, 병·의원 등에 연락

(1) 사고의 원인, 장소, 부상 또는 질병의 정도, 응급처치 등의 내용을 연락한다.
(2) 환자가 병원에 도착할 때까지, 아니면 의사가 현장에 도착할 때까지 처치에 대한 지시를 받는다.

3. 환자 운반 시 일반적 유의사항

(1) 환자를 운반하기 위해서는 어떤 것을 가장 우선적으로 해야 되는가?
(2) 필요한 자료가 어떤 것인가?
(3) 몇 명의 도움이 필요한지 또한 다른 사람들은 어떤 역할을 해야 하는가?
(4) 어떤 방법으로, 어떤 도로를 통과해서 병원까지 도달하는가?
(5) 환자를 조금이라도 이동시키려면 들것을 사용한다.
(6) 부상이나 질병의 정도나 상태를 잘 보고 운반 방법을 정한다.
(7) 두 사람 이상이 운반하는 경우 앞에 가는 사람은 도로상의 장애물에 주의하고 후방에 있는 사람은 환자의 안색에 주의한다. 또, 흔들림을 막기 위해 앞·뒷사람의 발걸음을 틀리지 않도록 주의한다.
(8) 걷는 법은 환자에게 움직임을 적게 하기 위해 무릎을 가볍게 구부려 둔부를 움직이지 않도록 하고 보폭을 좁게 해 조용히 발끝으로 사뿐사뿐 걸어 발뒤꿈치가 땅에 닿도록 한다.
(9) 경사진 곳이나 계단인 경우 올라갈 때 뒷사람은 들것을 올려서 어깨에 메고 내려갈 때는 반대가 되도록 한다.
(10) 경사가 급해 수평으로 되지 않을 때는 환자의 머리가 내려가지 않도록 하고 올라갈 때는 발 쪽을 앞으로 하도록 한다.

4. 운반 방법

1) 응용 들것 만드는 방법

(1) 담요를 이용한 들것 만들기

① 담요의 중앙에 환자를 반듯하게 눕히고 담요의 양측에 4명씩 서로 마주보고 나란히 앉아 각각 같은 쪽의 무릎을 세운다.
② 서로 마주보고 앉은 8명이 각기 대응하는 것처럼 담요의 양측의 안쪽을 향해서 탄탄히 말아 들어가면서 환자의 몸이 있는 곳까지 힘차게 만다.
③ 둥글게 말은 담요를 위에 잡고 안쪽의 4명과 같이 담요를 앞쪽으로 당겨 늘리듯이 조용히 함께 일어선다. 이 경우 발 쪽이 가벼우므로 앞으로 올라가는 경우가 있을 때는 주의한다. 운반할 때는 환자의 발 쪽을 앞으로 한다.

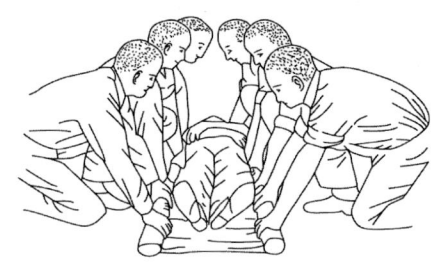

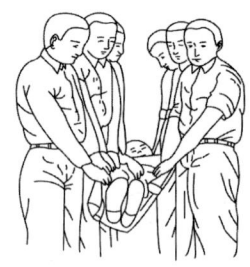

[그림 12-1] 담요를 이용한 들것 만들기

(2) 담요와 막대기 2개를 이용한 들것 만들기

① 담요를 펴서 중앙보다 약간 한쪽에 막대기를 길이로 길게 1개를 놓는다.
② 그 막대기를 중심으로 약간 좁은 쪽을 넓은 쪽의 위에 올려 접어 막대기를 덮는다.
③ 그 위에 또 한 개의 막대기를 접어 올려놓은 담요의 중앙에 옆으로 놓는다. 그것을 중심에 최초의 막대기 옆에 접어 올려놓는다.

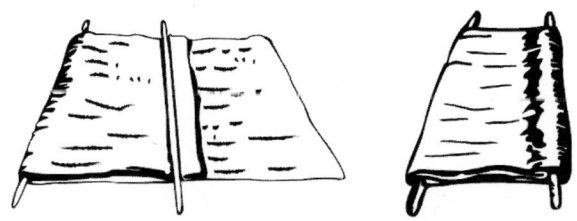

[그림 12-2] 담요와 막대기 2개를 이용한 들것 만들기

(3) 상의와 막대기 2개를 이용한 들것 만들기

① 건강한 남자나 어른의 상의 4개를 이용한다.
② 축으로 안쪽으로 하여 그 위에서부터 단추나 또는 지퍼로 잠근다.
③ 각축에 막대기를 통과시킨다.

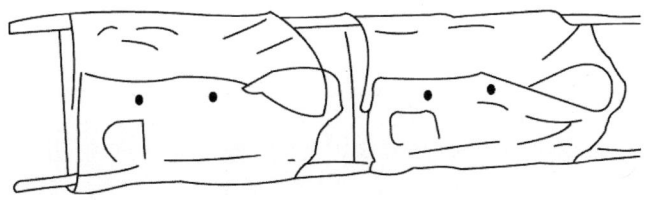

[그림 12-3] 상의와 막대기 2개를 이용한 들것 만들기

(4) 로프와 막대기를 이용한 들것 만들기

막대기 2개를 들것 폭 정도로 평행으로 나란히 늘어놓고 그 양 끝에 좁아지지 않도록 옆 막대기를 묶어 고정한다. 긴 쪽의 한 개 끝에 줄을 매고 그 줄 끝을 위로부터 밑까지 또는 밑에서 위로 8 자형으로 교차시키며 나무 봉에 감아 마지막에 단단히 잡아맨다.

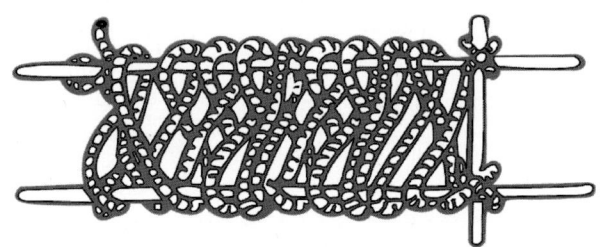

[그림 12-4] 로프와 막대기를 이용한 들것 만들기

2) 들것으로 운반하는 방법

환자를 무릎 위에 올려놓고서 다음의 요령으로 들것에 태워 운 반한다.

① 들것을 잡고, 그 위에 담요를 깔고 3인의 무릎 앞에 놓이도록 앉는다.
② 들것 위에 환자를 내려놓을 때는 3명의 무릎 위에 있는 환자를 조용히 내 려놓는다.
③ 환자를 들것에 태웠으면 운반할 인원 4명을 준비시킨다.
④ 한 사람의 구령으로 4명이 함께 조용히 들것을 잡아 들어올린다.
⑤ 2명은 들것의 봉을 잡고 나머지 2명은 중앙을 한 손으로 잡아 올려 앞쪽 3인은 왼발부터 전진하고 뒤의 지휘자는 오른발부터 걷기 시작한다.

⑥ 운반 할 때는 환자의 발을 나아가는 쪽으로 걷는 것이 원칙이지만 언덕이
   나 계단을 올라갈 때는 머리를 나아가는 쪽으로 하여 운반한다.

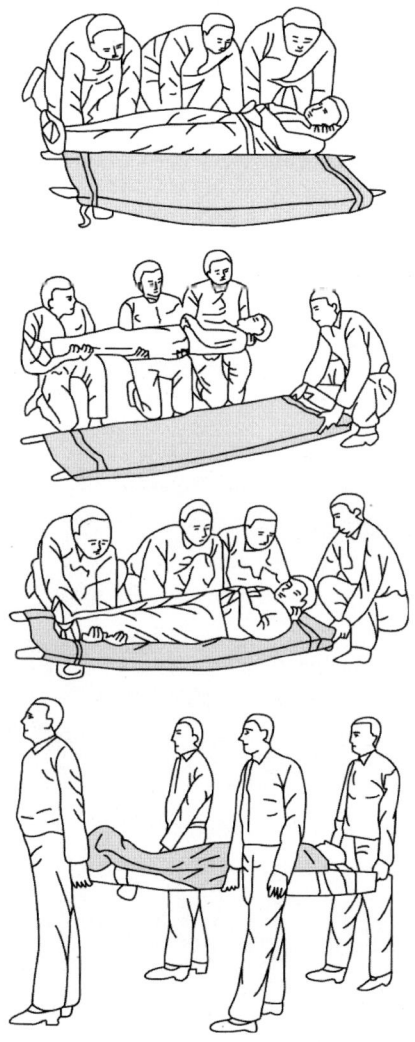

[그림 12-5] 들것의 옮기는 방법

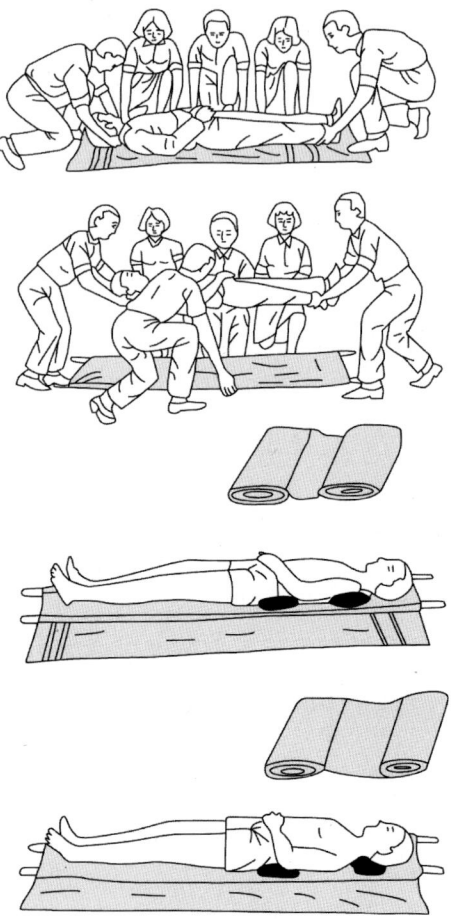

[그림 12-6] 척추손상환자 운반법

3) 기타운반법

(1) 1인 운반법

(1) 업기 방법

환자가 의식은 있지만 걸을 수 없는 경우에 사용하는 방법으로 구조자의 목에 자기의 팔을 감도록 하고 구조자는 환자의 대퇴부 밑에 양손을 넣어 서로 잡는다.

(2) 둘러업기 방법

구조자는 환자의 양쪽 팔을 어깨너머로 잡고 양쪽 겨드랑이가 충분히 자기 어깨 위에 오도록 업는다. 환자의 두 손은 구조자의 가슴에서 교차시키고 구조자의 한쪽 등에서 허리 위에 오도록 업는다. 환자의 두 손은 처치자의 가슴 앞에서 교차시키고 구조자의 한쪽 손으로 눌러 앞으로 구부리면서 일어서면 환자의 몸은 처치자의 등에서 허리 위에 업히는 모양이 된다.

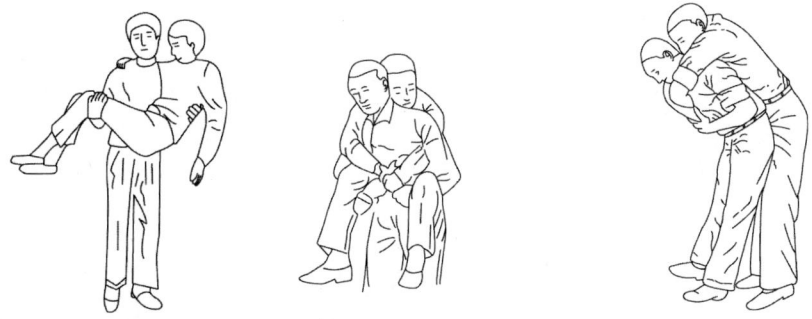

[그림 12-7] 1인 운반법(안아서 나르는 법. 업기 법. 둘러업기 법)

(3) 견인 방법

화재현장 등과 같이 행동에 제한을 받고 있는 장소에 의식을 잃고 쓰러져 있는 환자의 두 손목을 수건, 삼각건 등으로 묶는다. 그리고 처치자는 환자 위에 걸터앉아 묶은 팔 속으로 목을 들이밀어 묶은 팔목을 걸고 두 손은 땅을 짚어

가면서 환자를 견인한다.

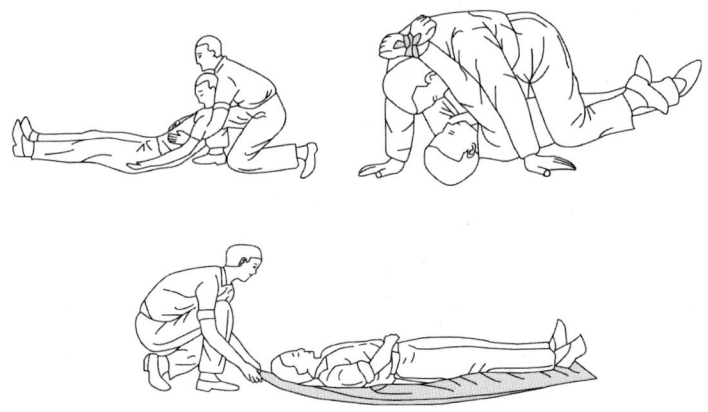

[그림 12-8] 견인법의 종류

(4) 보행보조 방법

처치자가 한 사람밖에 없고 환자가 걸을 수 있을 경우 처치자는 환자를 부축
해 걷게 하는 경우에 사용한다. 환자의 한쪽 팔을 처치자의 목 뒤쪽으로 돌린
다. 운반을 시작할 경우에 처치자의 허리로 환자를 밀듯이 운반하면 효과적으
로 환자를 떠받칠 수가 있다. 이러한 자세로 걸으면 안정이 유지되어 걸어가
기가 쉽다.

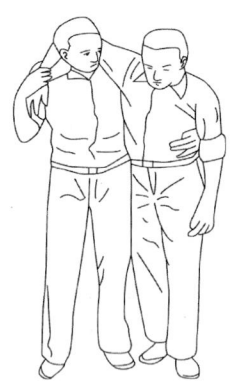

[그림 12-9] 보행보조 법

(2) 2인 운반 방법

(1) 서로 손목을 잡고 운반하는 방법

환자가 의식이 있고 앉은 자세를 취할 수 있으며 단거리 운반 시에 이용된다. 구조자 2명이 서로 마주보고 서서 마주보는 한쪽 손을 어깨 위에 얹고 다른 한 손들은 서로 마주 잡은 후, 잡은 손 위에 환자를 앉게 하고 환자의 양팔은 구조자의 목 위에 걸치게 하며, 어깨에 올린 손으로 환자를 지지한다.

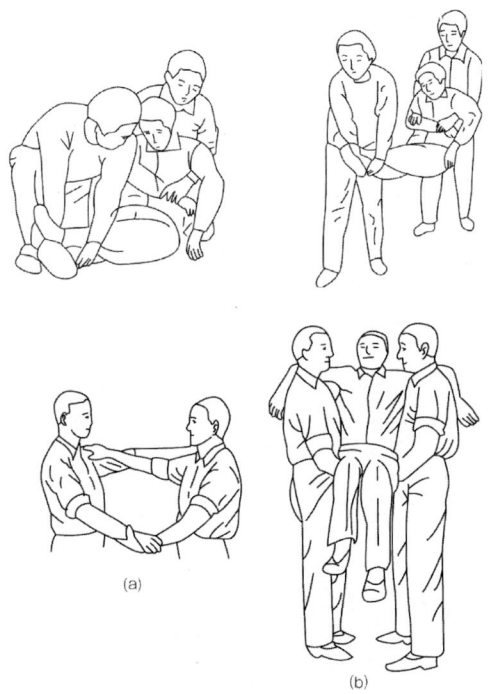

(a)

(b)

[그림 12-10] 2인 운반법

(2) 의자를 이용하여 운반하는 방법

환자가 의식이 있고 앉은 자세를 유지할 수 있을 때 의자를 이용한다. 의자를 이용하여 한 사람은 의자 뒤에 서서 의자를 대퇴부 위쪽으로 당기고 다른 한 사람은 환자의 무릎을 벌려 그 사이에 등을 대고 서서 환자의 다리 밑으로 팔을 펴서 의자의 다리를 잡고 운반한다.

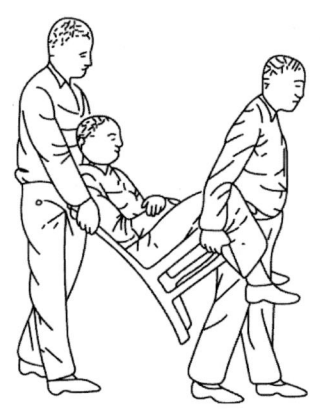

[그림 12 - 11] 의자를 이용한 운반법

(3) 3인 운반법

환자는 의식이 없고 단거리 운반에 필요하며 운반해야 될 통로가 좁을 때 사용한다. 3명의 구조자가 나란히 서서 환자를 들어 올리고 환자의 신체 전면이 구조자의 가슴에 오도록 한다. 환자는 수평으로 들어올린다.

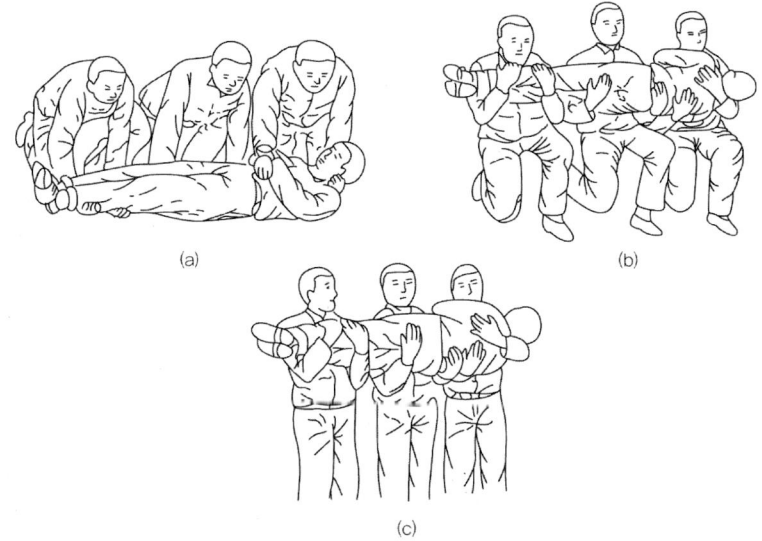

(a)

(b)

(c)

[그림 12 - 12] 3명이 운반하는 방법

(4) 6인 또는 8인 운반법

환자가 무겁거나, 여자나 아이들뿐으로 각자의 힘이 충분하지 못할 때 흔히 사용하는 방법이다. 부상자의 양쪽에 각각 3명씩도 좋으나, 4명씩이면 더 좋다. 한쪽에 3(4)명씩 환자의 양옆에 서서 구조자의 손을 서로 엇갈리게 하여 환자를 들어 올린다. 6(8)명이 같이 움직이도록 한다.

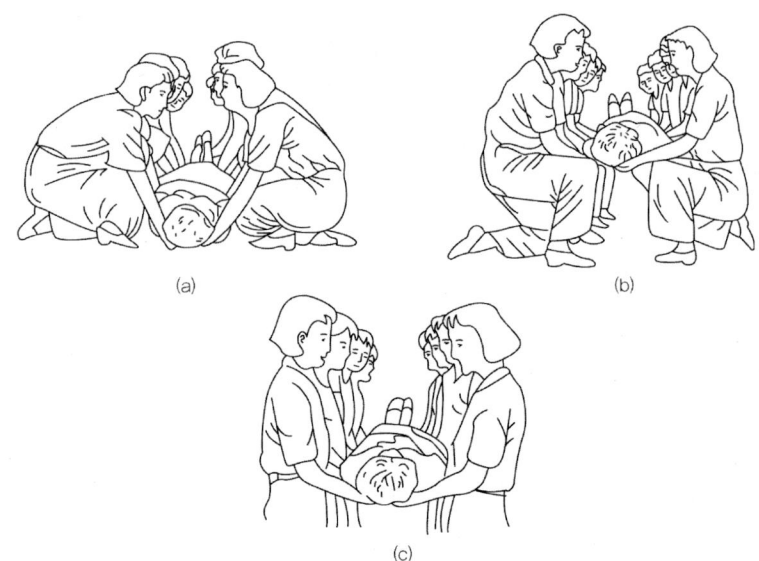

(a)

(b)

(c)

[그림 12-13] 6(8)인 운반법

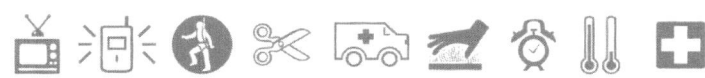

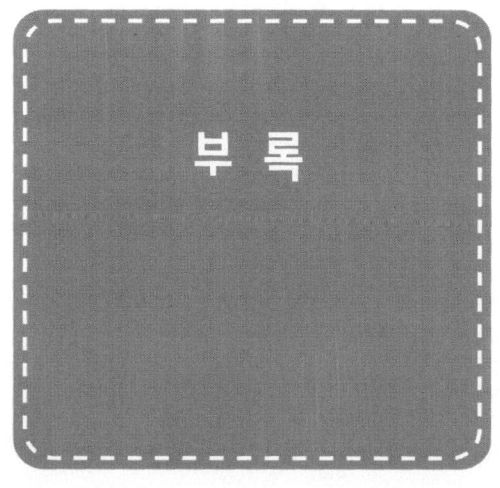

부 록

착한 사마리아인의 법

이 법은 응급상황에서 질병이나 사고로 인하여 응급처치가 필요한 사람에게 구조 활동을 하는 의료인이나 일반인들을 보호하기 위한 법적 조치와 법률을 말한다.

응급상황을 발견한 최초반응자가 구조 활동을 하다 보면 자신의 책임이 어디까지인지 의문이 발생한다. 이러한 책임 한계에 대한 의문점 해소와 응급상황을 회피하지 않고 응급구조 활동을 하는 시민을 보호하기 위하여 만들어진 법이 바로 착한 사마리아인의 법인 것이다.

미국의 주마다 조금씩 다르지만 이 법은 법적 의무 또는 근무 중이 아닌 의료인과 일반 시민이라도 응급상황에서 선의의 구조 활동을 하면 착한 사마리아인의 법에 의해 면책을 받을 수 있다.

착한 사마리아인 법은 생명이 위태로운 응급환자에 대한 일반인들의 응급구조 활동을 격려하고 보장하기 위해 제정되었지만 상식적이고 이성적인 수준의 구조 활동이면 족하고 기적적인 결과를 요구하거나 최초반응자의 목숨까지 버리면서 구조 활동을 할 것을 요구하지는 않는다. 단지 환자의 생명을 구하거나 부상의 악화를 막기 위해 최선을 다할 것만을 요구하고 있다. 환자의 결과(사망,

생존, 불구)에 대한 책임을 묻지 않는다.

착한 사마리아인에 대해 형사 책임에 대한 면책과 구조 활동 중에 발생한 응급환자 처치에 소요된 재산사의 피해에 대해서도 금전적 보상 없이 면책을 보장하고 있다.

그러나 이 법이 있다고 해서 무조건적으로 면책이 되는 것은 아니다. 드물지만 구조 활동이 의도적으로 부주의 거나 처치원의 실수가 명백(초기 응급처치 후 방치)할 때는 면책받을 수 없다는 판례도 있다.

착한 사마리아인은 다음과 같은 구조 활동을 해야 한다.

① 의식이 있는 환자 및 부상자의 경우에는 동의(허락)를 구한다.
② 의식이 없는 경우 먼저 기도, 호흡, 순환의 상태를 확인하여 생명을 위협하는 상태라면 즉시 응급처치를 실시한다.
③ 응급의료기관에 도움을 요청한다.
④ 전문요원이 도착할 때까지 환자의 생명유지를 위해 노력한다.
⑤ 현장 상황이 위험하거나 환자의 생명이 위태로울 때만 환자를 이송한다.

참고문헌

김재호 외, 해상안전, 세종문화사, 2001

김재호 외, 선박위생, 영창인쇄문화사, 2001

대한적십자사, 응급처치, 문원사, 2000

양재용, 윤종대, 응급처치 및 안전관리, 형설출판사, 2002

엄기매 외, 필수 응급처치, 청구문화사, 1998

연세대학교 원주의과대학 응급의학교실, 응급구조와 응급처치, 군자출
        판사, 2002

의학교육연수원, 응급처치, 서울대학교 출판부, 1991

이기숙 외, 영유아를 위한 안전교육과 응급처치, 양서원, 2002

이수영 외, 구급안전학, 교육서당, 1996

이수천 외, 학교보건 교육론, 형설출판사, 2002

이은옥 외, 응급환자간호, 수문사, 1987

한국산업안전공단, 산소결핍장소에서의 작업안전, 정문출판사, 1994

한국산업안전공단, 산업안전보건과 작업조건들, 정문출판사, 1991

American Heart Association, BLS for Healthcare Providers, 2006

김재호

▌약 력

　한국해양수산연수원 교수
　부산 가톨릭대학교 겸임교수
　산업보건학 석사
　안전 및 인간공학 박사
　부산광역시 응급의료정보센터 응급의료지원단 자문위원장
　한국해양대학교 외래교수
　부산 YMCA 안전교육원 교수
　부산 가톨릭대학교 보건과학연구소 특별연구위원
　American Heart Association, Healthcare Providers
　국가시험 출제위원
　국토해양부 정책자문위원

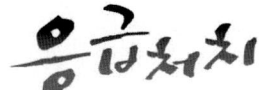

초판인쇄 | 2009년 8월 14일
초판발행 | 2009년 8월 14일

지은이 | 김재호
펴낸이 | 채종준
펴낸곳 | 한국학술정보㈜
주　소 | 경기도 파주시 교하읍 문발리 파주출판문화정보산업단지 513-5
전　화 | 031) 908-3181(대표)
팩　스 | 031) 908-3189
홈페이지 | http://www.kstudy.com
E-mail | 출판사업부　publish@kstudy.com

등　록 | 제일사-115호(2000. 6. 19)
가　격 | 23,000원

ISBN　978-89-268-0218-2 18510(Paper Book)
　　　　978-89-268-0219-9 18510(e-Book)

이담books 는 한국학술정보(주)의 지식실용서 브랜드입니다.